Prof. Dr. Stefan Corvin / Dr. Hauke Hammerl

Volkskrankheit Harninkontinenz

Das Selbsthilfe-Buch

Haben Sie Fragen zum Thema Harninkontinenz?
Anregungen zum Buch?
Erfahrungen, die Sie mit anderen teilen möchten?
Nutzen Sie unser Diskussionsforum:
www.mankau-verlag.de

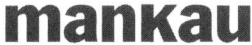

Bibliografische Information der Deutschen Nationalbibliothek
Die Deutsche Nationalbibliothek verzeichnet diese Publikation in der Deutschen National-
bibliografie; detaillierte bibliografische Daten sind im Internet über http://dnb.d-nb.de abrufbar.

Prof. Dr. Stefan Corvin / Dr. Hauke Hammerl
Volkskrankheit Harninkontinenz
Das Selbsthilfe-Buch

ISBN 978-3-938396-42-1
1. Auflage 2010

Mankau Verlag GmbH
Postfach 13 22, D-82413 Murnau a. Staffelsee
Im Netz: www.mankau-verlag.de
Diskussionsforum: www.mankau-verlag.de/forum

Redaktion: Herbert Schwinghammer, München
Vermittelt durch: Daniel Dietl
Endkorrektorat: Dr. Thomas Wolf, MetaLexis
Gestaltung Umschlag: Andrea Barth, Guter Punkt GmbH & Co. KG, München,
www.guter-punkt.de
Gestaltung Innenteil: Heike Brückner, Grafikstudio Art und Weise, Regensburg,
www.grafikstudio-artundweise.de
Illustrationen: Sascha Wuillemet, München
Druck: Bercker Graphischer Betrieb GmbH & Co. KG, Kevelaer

Inhalt

Ein Wort zuvor

Laut Schätzungen leiden in Deutschland mindestens 5 Millionen Frauen an einer Harninkontinenz. Das bedeutet, dass jede fünfte Frau irgendwann in ihrem Leben zumindest zeitweise von einem unfreiwilligen Urinabgang betroffen ist, weil Blasen- und Harnröhrenschließmuskulatur versagen. Oft genügen bereits so harmlose Auslöser wie ein Niesen, Lachen, Hüpfen oder Heben und die Betroffenen verlieren Urin. Dadurch wird die Inkontinenz zu einem höchst bedrückenden Problem, das den Alltag bestimmt und die Lebensqualität erheblich beeinträchtigt.

Männer sind zwar seltener als Frauen betroffen, allerdings gehen Experten von einer hohen Dunkelziffer aus: Danach haben sich allein in Deutschland mindestens drei Millionen Männer mit ihrer Harninkontinenz abgefunden, ohne einen Arzt zu konsultieren. Doch auch vielen Frauen fällt es schwer, sich bei Symptomen einer Blasenschwäche ärztliche Unterstützung zu suchen: Zu ausgeprägt sind Gefühle der Scham und Unsicherheit, zu groß die Hemmungen, mit einem Fremden über ihre Beschwerden zu sprechen. So ist die „Volkskrankheit Harninkontinenz" eine hierzulande immer noch weithin verschwiegene Krankheit, die von einem Großteil der Betroffenen klaglos erduldet wird. Aus Angst vor peinlichen Situationen in der Öffentlichkeit ziehen sich viele immer mehr zurück. Deshalb gehen mit einer Harninkontinenz über kurz oder lang oft große soziale Einschränkungen bis hin zur sozialen Isolation einher – und die seelischen Belastungen des Betroffenen verstärken sich. Dies ist umso tragischer, weil Blasenschwäche heute längst kein Problem mehr ist, mit dem man sich abfinden muss. Inzwischen stehen eine Reihe moderner Behandlungsmethoden zur Verfügung, mit denen eine Inkontinenz deutlich gelindert, im Idealfall sogar behoben werden kann. Hierfür ist jedoch die Hilfe des Arztes unerlässlich. Denn eine angemessene Therapie setzt immer eine genaue Abklärung des Schweregrads sowie eine Differenzierung der auslösenden Faktoren bzw. der verschiedenen Erscheinungsformen voraus. Gelingt es den Betroffenen, ihre Scheu zu überwinden und z. B. mit ihrem Hausarzt über ihre Inkontinenzbeschwerden zu sprechen, kann in vielen Fällen rasch eine Lösung gefunden werden, die genau auf das individuelle Beschwerdebild abgestimmt ist. Hierzu haben vor allem die völlig neuartigen Ansätze der Anfang der 1990er Jahre von Petros und Ulmsten entwickelten Integraltheorie beigetragen. Mitunter reichen sogar schon einfache Verhaltensänderungen und die regelmäßige Ausübung eines Beckenbodentrainings aus, um eine Harninkontinenz in den Griff zu bekommen.

Deshalb unser Appell: Finden Sie sich nicht länger mit Ihren Inkontinenzbeschwerden und den damit verbundenen psychischen, häuslichen, körperlichen, beruflichen und sexuellen Einbußen ab! Unser Ziel ist es, Ihnen Mut zu machen und Sie dabei zu unterstützen, aktiv gegen die Harninkontinenz vorzugehen. Wer sich frühzeitig dieser Funktionsstörung stellt, hat gute Chancen, dass sich die Beschwerden mit relativ einfachen Mitteln deutlich bessern lassen. Hierfür vermittelt das vorliegende Buch eine Reihe von wirksamen Selbsthilfemaßnahmen, die sich vielfach bewährt haben. Außerdem geben wir Ihnen einen Überblick über weitere effektive Therapien, mit denen eine Harninkontinenz dauerhaft gelindert werden kann, wenn mit konservativen Maßnahmen keine Besserung erzielt werden kann. Denn auch die Gewissheit, gut informiert zu sein, gibt Sicherheit – nicht zuletzt, wenn es darum geht, gemeinsam mit dem Arzt Entscheidungen in Bezug auf eine adäquate Behandlungsstrategie bzw. weiterführende Therapieschritte zu treffen.

Prof. Dr. Stefan Corvin und Dr. Hauke Hammerl
im Mai 2010

Harninkontinenz ist kein unabänderliches Schicksal!

Aus medizinischer Sicht handelt es sich bei einer Harninkontinenz nicht um eine einheitliche Krankheit, sondern um eine Funktionsstörung, deren führendes Symptom der unfreiwillige Abgang von Harn ist: Dem Betroffenen ist es nicht mehr möglich, den Urin bewusst zurückzuhalten, um die nächste Toilette aufzusuchen, sodass es zu einem unkontrollierten Harnverlust kommt. Dabei variiert die abgehende Harnmenge von einigen Tropfen bis hin zu größeren Flüssigkeitsmengen – abhängig vom Schweregrad und davon, welche Ursache der Inkontinenz zugrunde liegt. Tatsächlich kommen als Auslöser einer Harninkontinenz eine Reihe von Faktoren in Betracht (siehe Seite 17). Diesen durch eine sorgfältige Ursachenforschung mithilfe von bewährten Untersuchungsmethoden auf die Spur zu kommen, um dann eine angemessene Behandlungsstrategie zu entwickeln, ist die Grundvoraussetzung für eine deutliche Linderung der Beschwerden; im Idealfall verschwinden sie sogar vollständig.

Für die Betroffenen selbst ist die Frage nach den möglichen Ursachen allerdings oft erst einmal zweitrangig. Für sie stehen vor allem die unangenehmen Begleiterscheinungen der Harninkontinenz im Vordergrund, die ihnen Tag für Tag viel abverlangen: Wie einer sportlichen Aktivität nachgehen, wenn die Bewegungen einen unfreiwilligen Harnabgang zur Folge haben? Wie den Einkaufsbummel planen, den Abend im Theater verbringen, auf Geschäftsreisen gehen oder am Ausflug teilnehmen, wenn nicht sichergestellt ist, dass im Fall der Fälle umgehend eine Toilette aufgesucht werden kann? Wie die Intimpflege vornehmen oder regelmäßig die Einlage wechseln, wenn man den ganzen Tag mit den Kollegen im Büro sitzt oder bei Freunden eingeladen ist? Wie eine erfüllte Sexualität erleben, wenn man befürchten muss, dass die Blase versagt oder man schlecht riecht? Für viele münden die täglichen Bemühungen, möglichst nichts von ihrem Problem nach außen dringen zu lassen, früher oder später in Verzicht: Ausgiebige Einkäufe, Ausflüge oder Reisen werden immer häufiger vermieden, soziale Kontakte zunehmend eingeschränkt. Andere ignorieren ihr Durstgefühl und trinken viele Stunden lang nichts, um dem unfreiwilligen Harnabgang gewissermaßen die Grundlage zu entziehen. Mit dem Verlust von sozialen Kontakten gehen fast immer auch ein Verlust des Selbstwertgefühls und der Lebensfreude einher – nicht selten steht am Ende sogar eine manifeste Depression.

So weit sollte es niemand kommen lassen. Denn Harninkontinenz ist kein unabänderliches Schicksal. Im Gegenteil: Im Allgemeinen lassen sich selbst ausgeprägte Formen einer Harninkontinenz heutzutage erfolgreich behandeln. Die Chancen stehen also gut, mit dem richtigen Behandlungskonzept schon bald wieder sein gewohntes Leben aufnehmen zu können. Wichtig ist, das Thema Harninkontinenz für sich selbst zu enttabuisieren und sich einem Arzt anzuvertrauen, der dann die notwendigen Untersuchungen (siehe Seite 72) einleitet. Für eine möglichst baldige ärztliche Intervention spricht zudem, dass eine länger bestehende Harninkontinenz auch für den Körper zu einer Belastung werden kann. Bleibt sie unbehandelt, neigt die Haut im Genitalbereich zu Reizungen und Entzündungen mit der Gefahr, dass sich Ekzeme und andere Hauterkrankungen entwickeln. Bei älteren Menschen, insbesondere wenn sie bettlägerig sind, steigt das Risiko für Wundliegen und die Entstehung von Druckgeschwüren (Dekubitus).

In seltenen Fällen kann sich hinter einer plötzlich auftretenden Harninkontinenz auch eine ernsthafte Erkrankung verbergen. Wird diese erkannt und behandelt, bessert sich nicht nur die Harninkontinenz, sondern auf diese Weise wird auch die Voraussetzung für die Wiedererlangung der Gesundheit geschaffen.

Harninkontinenz – (k)ein reines Altersleiden

Ein guter Weg zur Überwindung von Scham- und Peinlichkeitsgefühlen ist, sich zu vergegenwärtigen, dass es vielen anderen Menschen genauso geht. Harninkontinenz gilt allgemein als Frauenleiden, das vor allem in höherem Lebensalter auftritt. Beide Vorgaben stimmen jedoch nur bedingt. Zum einen sind oft auch Männer betroffen und zum anderen kann eine Harninkontinenz praktisch in jedem Lebensalter auftreten. Eine von zehn Frauen hat schon als Vierzigjährige mit unfreiwilligem Harnabgang Probleme, z.B. beim Laufen, Treppensteigen, Tragen oder Heben. Aktuelle Zahlen belegen: Bereits ca. sechs Prozent der 18- bis 40-Jährigen und ca. neun Prozent der 41- bis 60-Jährigen leiden unter Harninkontinenz. Gleichwohl erhöht sich die Zahl der Betroffenen mit zunehmendem Alter: 23 Prozent der über 60-Jährigen haben eine mehr oder weniger ausgeprägte Form der Harninkontinenz.

Problemfall Beckenboden

Dies hat nicht zuletzt anatomische Gründe: Der so genannte Kontinenzapparat, der die Verschlussfähigkeit von Blase und Darm gewährleistet, ist bei Menschen durch den aufrechten Gang besonderen Belastungen ausgesetzt. Stark gefordert ist vor allem der Beckenboden, der das gesamte Gewicht der Beckenorgane zu tragen hat. Lässt die Kraft der Beckenmuskulatur im Laufe des Lebens nach, kann er dem schwerkraftbedingten Druck der Organe nicht mehr genug standhalten und damit seine Stützfunktion nur noch unzureichend erfüllen. Dadurch können sich Beckenorgane wie Gebärmutter und Scheide senken und so die Verschlussfähigkeit des Kontinenzapparats nachhaltig beeinträchtigen. Hiervon ist vor allem die von Natur aus instabilere Struktur des weiblichen Beckenbodens betroffen; dabei tun der altersbedingte Elastizitätsverlust des Binde- und Muskelgewebes ebenso wie die hormonelle Umstellung während der Wechseljahre ihr Übriges, um die Erschlaffung des Gewebes im weiblichen Unterleib zu beschleunigen.

Aber auch durch andere Faktoren kann die natürliche Kontinenzfähigkeit in Mitleidenschaft gezogen werden, allen voran bestimmte körperliche Veränderungen, die mit zunehmendem Alter eine Rolle spielen, so z. B. degenerative Veränderungen oder Erkrankungen der Harnorgane selbst, aber auch Übergewicht, operative Eingriffe an Bauch- bzw. Beckenorganen, eine krankhaft gestörte Darmfunktion oder bestimmte chronische Erkrankungen, die wie z. B. Diabetes mellitus vom Typ 2 vorwiegend im höheren Lebensalter auftreten.

Weil an der reibungslosen Speicherung und Ausscheidung des Urins zudem zentrale und periphere Nervenstrukturen beteiligt sind (siehe Seite 28), kann eine Funktionsbeeinträchtigung von Nerven ebenfalls zu einer gestörten Blasenfunktion führen, die dann nicht selten (auch) eine Harninkontinenz zur Folge hat. Häufige Auslöser sind neurologische Erkrankungen (z.B. Multiple Sklerose, Parkinson-Krankheit) oder Verletzungen (z.B. des Rückenmarks). Mitunter wird eine Harninkontinenz auch durch einen Bandscheibenvorfall hervorgerufen, bei dem das ausgetretene Bandscheibengewebe auf umliegende Nervenstrukturen drückt.

Schließlich kann eine Harninkontinenz auch durch die Einnahme von bestimmten Medikamenten ausgelöst werden. Dazu gehören u.a. einige blutdrucksenkende Medikamente, krampflösende Mittel, Anti-Parkinson-Präparate sowie bestimmte Antidepressiva (z.B. Lithium). Schlaf- und Beruhigungsmittel können die Wahrnehmung der Blasenfüllung so stark herabsetzen, dass es zu Inkontinenzsymptomen kommt. In der Regel vergehen die Beschwerden wieder, wenn das Mittel abgesetzt wurde bzw. durch ein anderes Medikament ausgetauscht wurde.

Wenn jüngere Frauen betroffen sind

Demgegenüber wird ungewollter Harnabgang bei Frauen um die 40 Jahre oft durch eine Beckenbodensenkung ausgelöst, die sich durch eine oder mehrere Geburten entwickelt hat. Bei jungen Frauen, die noch kein Kind geboren haben, kann eine Beckenbodenschwäche auch angeboren sein. In der Spätphase einer Schwangerschaft kommt es oft zu einer Harninkontinenz, weil die Blase durch die stark vergrößerte Gebärmutter zusammengedrückt wird und nur noch kleinere Urinmengen halten kann. Hierbei handelt es sich jedoch in der Regel um eine vorübergehende Erscheinung, die nach der Geburt wieder verschwindet. Bleiben die Beschwerden nach der Entbindung weiter bestehen, ist dies meist auf die bereits erwähnte Gewebeschwächung des Beckenbodenapparats zurückzuführen und nicht auf eine Schädigung der Harnblase selbst. Mitunter ziehen auch ein nicht (ausreichend) behandelter Harnwegsinfekt, Blasensteine, Verwachsungen oder Verengungen, z. B. hervorgerufen durch ein Abflusshindernis, eine Harninkontinenz nach sich.

Wenn Stress die Blase reizt

Manche Menschen reagieren auf starke Nervosität, Aufregung, Angst und andere seelische Stresssituationen mit einem gesteigerten Harndrang, der sie zu häufigen Toilettengängen zwingt. Die Gründe für dieses Phänomen sind bislang nicht geklärt. Aus medizinischer Sicht müsste es eigentlich sogar genau umgekehrt sein: Bei akutem Stress schüttet der Körper vermehrt Stresshormone (Adrenalin und Noradrenalin) aus, die u. a. auch die Blasentätigkeit hemmt. Experten empfehlen Betroffenen, dem ersten Drang möglichst nicht sofort nachzugeben, sondern stattdessen erst einmal zu versuchen, den Harn durch festes Zusammenkneifen der Beckenbodenmuskulatur zurückzuhalten.

Risikofaktoren für eine Schädigung des Beckenbodens

Von einer Beckenbodenschwächung sind Frauen insgesamt sehr viel häufiger betroffen als Männer. Oft sind es mehrere Faktoren, die einer Schwächung und Schädigung des Beckenbodens Vorschub leisten. Dementsprechend trifft der unfreiwillige Harnverlust durch Druckerhöhung im Bauchraum (Belastungsinkontinenz, siehe Seite 53), die eine typische Folgeerscheinung der Beckenbodenschwäche ist, Frauen sehr viel häufiger als Männer. In diesem Fall ist auch der Begriff „Blasenschwäche" zutreffend, der im Volksmund oft als Synonym für Harninkontinenz gebraucht wird: Die Blasen- und Harnröhrenschließmuskulatur versagt, wenn der Beckenboden einer Druckbelastung ausgesetzt wird.

Altersbedingte Gewebeveränderungen

Durch altersbedingte Gewebeveränderungen kann die Haltefunktion der bindegewebigen Bänder und der Beckenbodenmuskulatur nachlassen. Begünstigt wird der Elastizitätsverlust des Gewebes auch durch einen Östrogenmangel nach den Wechseljahren. Dadurch senkt sich nicht nur der Beckenboden selbst, sondern auch die in ihm eingebetteten Organe wie Gebärmutter, Harnblase, Harnröhre oder auch der Mastdarm rutschen nach unten ab, im Extremfall bis in den Scheideneingang. Um einen solchen Gebärmutter- oder Scheidenvorfall (Prolaps uteri, Prolaps vaginae) zu verhindern, sollte eine Gebärmutter- oder Scheidensenkung baldmöglichst behandelt werden.

Schwangerschaft und vaginale Entbindung

Defekte an der Aufhängung von Blase, Harnröhre und/oder Scheide können auch durch Schwangerschaften und (mehrere) Geburten hervorgerufen werden. Dabei gilt eine vaginale Entbindung als wichtiger Risikofaktor, da sie nicht selten mit einer mechanischen Schädigung von Nerven und Muskelgewebe des Beckenbodens einhergeht. Vor allem ein Dammriss oder Dammschnitt können sich ungünstig auswirken. Weitere für den Beckenboden ungünstige geburtspezifische Faktoren sind die Größe des Kindes sowie eine lange Austreibungsphase. Babys von über 4.000 Gramm oder Austreibungszeiten von mehr als einer Stunde strapazieren den Beckenboden in besonderem Maße. Schließlich scheinen auch die hormonellen und morphologischen Veränderungen, die mit einer Schwangerschaft einhergehen, eine Rolle bei der Entwicklung einer Beckenbodenschwäche zu spielen.

Schweres Heben und Tragen, falsche Körperhaltung

Bestimmte körperliche Tätigkeiten, allen voran schweres Heben und Tragen, können auf Dauer zu einer Schwächung der Beckenbodenmuskulatur führen. Ebenso wirken sich einige Sportarten ungünstig auf die Stabilität des Beckenbodens aus. Aber auch langes Sitzen in schlaffer Haltung oder Haltungsschäden, wie z.B. ein Hohlkreuz, können eine Überdehnung und Schwächung der Beckenbodenmuskeln zur Folge haben.

Chronischer Husten

Häufiges Husten, z.B. durch langjähriges starkes Rauchen („Raucherhusten") oder durch eine chronische Lungener-

18

krankung, kann auf Dauer zu einer Schwächung der Beckenbodenmuskulatur beitragen.

Übergewicht

Auch überschüssige Pfunde wirken sich ungünstig auf den Beckenboden aus: Durch Übergewicht ist der Druck im Bauchraum erhöht und der Beckenboden wird zusätzlich belastet. Übergewichtigen Frauen mit Harninkontinenz wird deshalb grundsätzlich eine Gewichtsreduktion empfohlen. Eine amerikanische Studie hat jetzt ergeben, dass sich die Episoden des unfreiwilligen Harnabgangs durch eine Kombinationstherapie aus regelmäßigem Beckenbodentraining, einer Ernährungsumstellung hin zu einer kalorienarmen Kost sowie der Ausübung einer sanften Ausdauersportart bereits nach sechs Monaten deutlich reduzieren lassen.

Verletzungen der Beckenbodenmuskulatur

Eine Harninkontinenz kann die Folge einer Verletzung der Beckenbodenmuskulatur und/oder eines Schließmuskels sein. Vor allem das Eindringen eines stumpfen oder spitzen Gegenstandes in die Weichteile, die eine unregelmäßige Wunde nach sich ziehen (Pfählungsverletzung), kann am Beckenboden erhebliche Schäden anrichten.

Operative Entfernung der Gebärmutter

Gynäkologische Operationen wie etwa die operative Entfernung der Gebärmutter (Hysterektomie) können mit negativen Auswirkungen auf den Beckenboden verbunden sein, wie man heute weiß. Mehr noch: Wird die Gebärmutter entfernt, verliert das gesamte Urogenitalsystem buchstäblich eine wichtige

Stütze und damit erheblich an Stabilität, wodurch letztlich die Statik des gesamten Organsystems empfindlich gestört wird. Dies gilt umso mehr, wenn auch der Gebärmutterhals entfernt wird. So gesehen sollten vor einer Operation Nutzen und Risiko einer Gebärmutterentfernung sorgfältig gegeneinander abgewogen werden, denn sie kann auch, beispielsweise bei großen Myomen, von Nutzen sein.

Im Übrigen können auch Bestrahlungen im kleinen Becken, etwa im Rahmen einer Krebstherapie, eine Beckenbodenschwäche zur Folge haben.

Harninkontinenz beim Mann

Dass Harninkontinenz auch Männer treffen kann, ist erst in den letzten Jahren verstärkt ins Bewusstsein der Öffentlichkeit gerückt. Allerdings ist die Datenlage immer noch dürftig: Nach wie vor herrscht Unklarheit über die genaue Zahl der Betroffenen und ebenso gibt es immer noch offene Fragen in Bezug auf die ursächlichen Zusammenhänge, die der männlichen Harninkontinenz im Einzelnen zugrunde liegen.

Sicher ist jedoch, dass eine Harninkontinenz bei Männern – anders als bei Frauen – oft nicht als alleiniges Symptom auftritt, sondern mit anderen Zeichen (LUTS = lower urinary tract symptoms) wie schwacher Strahl, Pressen beim oder am Ende der Blasenentleerung, Anlaufschwierigkeiten zu Beginn der Blasenentleerung und Nachträufeln gekoppelt ist. Auch nimmt bei Männern die Zahl der Betroffenen mit fortschreitendem Alter stark zu: Ab dem 60. Lebensjahr steigt die Inkontinenzhäufigkeit bei Männern sprunghaft an. Unterschiede zwischen den Geschlechtern gibt es in Bezug auf die Verteilung der Inkontinenzformen: Während Frauen, wie be-

reits erwähnt, überdurchschnittlich oft von einer Belastungsinkontinenz (siehe Seite 53) betroffen sind, lässt sich diese
Inkontinenzform nur bei etwa 10 Prozent der männlichen
Betroffenen nachweisen. Die häufigste Inkontinenzform bei
Männern ist die so genannte Dranginkontinenz (siehe Seite
55), meist hervorgerufen durch einen überaktiven Blasenmuskel oder eine verringerte Blasenkapazität. Aber auch eine
Kombination von verschiedenen Inkontinenzformen, wie z.B.
eine Belastungs- und Dranginkontinenz, ist möglich.

Ausgangspunkt: Prostatavergrößerung

Dass die Inkontinenzrate bei Männern ab etwa 60 Jahren
deutlich ansteigt, ist kein Zufall. Denn in diesem Lebensab-
schnitt gewinnt ein typisches Männerleiden zunehmend an
Bedeutung, das sich etwa bei der Hälfte der über Sechzigjäh-
rigen nachweisen lässt: eine Vergrößerung der Prostata (be-
nignes Prostatasyndrom, benigne Prostatahyperplasie). Bei
den Siebzigjährigen sind es bereits 70 Prozent und bei den
Achtzigjährigen rund 90 Prozent, bei denen die Prostata deutlich vergrößert ist. Ausgangspunkt ist ein hormonelles Un-
gleichgewicht, wodurch sich das Prostatagewebe zu vermeh-
ren beginnt. Weil die Harnröhre durch die Mitte der Prostata
verläuft, zieht das abnorme Wachstum der Prostata mit der
Zeit fast immer eine Einengung der Harnröhre nach sich: Der
Harndurchfluss wird behindert und es stellen sich Probleme
beim Wasserlassen ein. Ein verzögertes, im weiteren Verlauf
meist unvollständiges Harnablassen (obstruktive Beschwerden), aber auch übermäßiger Harndrang (irritative Beschwerden) sind typische Krankheitszeichen. Problematisch sind vor
allem die Folgeerscheinungen, die mit dem erschwerten Ab-
lassen von Harn verbunden sind: Durch den verbleibenden
Restharn in der Blase – der auch den ständigen Harndrang

verursacht – steigt das Risiko für Infektionen; außerdem kann es zu einem gefährlichen Rückstau von Harn bis hinauf in die Nieren kommen. Insbesondere die Blase ist einer immer größeren Belastung ausgesetzt, denn für sie ist der wachsende Druck beim Wasserlassen mit einem deutlichen Mehraufwand an Kraft verbunden. Mit der Zeit können folgenreiche Umbauprozesse der Blase in Gang gesetzt werden, an deren Ende oft die Entstehung einer Balkenblase steht. Hierbei haben sich die Muskelzüge balkenartig verdickt; außerdem kommt es häufig zu Aussackungen der Blasenschleimhaut zwischen den verdickten Muskelbündeln (Pseudodivertikel). Dadurch nimmt die Kontraktilität der Blase zu und der Auslasswiderstand ist erhöht. Dies hat eine Überaktivität des Blasenmuskels mit den klassischen Symptomen einer Dranginkontinenz zur Folge: Schon eine kleine Harnmenge genügt, um einen starken Harndrang auszulösen; dieser macht es meist unmöglich, rechtzeitig die Toilette aufzusuchen.

Regelmäßige Kontrolluntersuchungen

Probleme beim Wasserlassen und andere Beschwerden, die auf eine Veränderung der Prostata hinweisen, sollten grundsätzlich ernst genommen werden und Anlass für einen Besuch beim Urologen sein. Noch besser ist es, regelmäßige Kontrolluntersuchungen wahrzunehmen, denn gerade eine bösartige Prostataerkrankung ruft im Frühstadium in der Regel keine Beschwerden hervor.

Knapp 60.000 Männer in Deutschland erhalten jedes Jahr die erschreckende Diagnose Prostatakrebs. Und jährlich sterben 12.000 Patienten daran. Rechtzeitig erkannt und behandelt, sind die Heilungsaussichten jedoch gut.

Harninkontinenz nach einer Prostataoperation

Im Frühstadium einer bösartigen Prostataerkrankung steht meist die operative Entfernung der Prostata (Prostatektomie) als einzig hilfreiche Behandlungsmaßnahme an. Moderne Operationsmethoden erlauben heute eine risikoarme Vorgehensweise, von der sich der operierte Patient zudem relativ rasch wieder erholt. Allerdings: Wenn auch sehr viel seltener als früher, kann sich als postoperative Folge eine Harninkontinenz entwickeln. Denn nicht immer lässt sich vermeiden, dass der Verschlussmechanismus der Harnröhre Schaden nimmt – bedingt durch die anatomische Besonderheit, dass die Harnröhre durch die Prostata verläuft. Die Folge: Übersteigt der Blasendruck den Ruheverschlussdruck der Harnröhre, ist ein ungewollter Harnabgang die Folge – das typische Symptom der Belastungsinkontinenz. Deshalb wird betroffenen Männern inzwischen empfohlen, bereits unmittelbar nach der Prostataoperation mit einem gezielten Beckenbodentraining zu beginnen. Auf diese Weise kann das Versagen des Verschlussmechanismus gut kompensiert und die Kontinenz weitgehend wiederhergestellt werden.

Von der Ursache hängt die Therapie ab!

Abhängig davon, welche Ursache im Einzelnen zugrunde liegt, wird eine Harninkontinenz in verschiedene Formen (siehe Seite 53) eingeteilt – ein unverzichtbarer Bestandteil der ärztlichen Diagnostik, die wegweisend für den weiteren Behandlungsgang ist. Nicht selten sind verschiedene Faktoren an der Entstehung einer Harninkontinenz beteiligt. Denn die Organgruppe „Harnapparat" ist zwar, wie wir im Folgenden zeigen werden, eine ausgesprochen effektive Funktionseinheit, doch haben Störungen in einem Bereich fast immer auch Auswirkungen auf die anderen Organe des Harnsystems.

Bau und Funktion des Urogenitalsystems und des Beckenbodens

Die Organe des Harnapparats werden zusammen mit den Geschlechtsorganen als Urogenitalsystem oder Urogenitaltrakt (Apparatus urogenitalis) bezeichnet. Die Geschlechtsorgane liegen in unmittelbarer Nachbarschaft zu den Harnorganen. Es gibt also direkte Verbindungen zwischen den Organen des Harnapparats und den Geschlechtsorganen, sodass Störungen in einem Bereich oft auch den anderen beeinträchtigen. Umfasst werden das Harnsystem und die Geschlechtsorgane vom Beckenboden, der sie stabil an ihrem Platz hält und nach unten Halt gibt, indem er den muskulären und bindegewebigen Abschluss des Beckens bildet.

Geschlechtsunabhängige Funktionen des Harnapparats

Unabhängig vom Geschlecht erfüllen die Organe des Harnapparats grundlegende Aufgaben, die für den gesamten Organismus von lebenswichtiger Bedeutung sind. Ihre wichtigsten Funktionen sind zum einen die Ausscheidung von Stoffwechselprodukten wie Harnstoff und Harnsäure, zum anderen die Regulation des Wasser-, Mineral- und Säure-Basen-Haushalts. Dabei spielen die paarweise angelegten Nieren, die für die Bildung des Harns zuständig sind, eine zentrale Rolle:

- Durch die ausgeschiedene Harnmenge regulieren die Nieren den Wasserhaushalt des Körpers. Vor allem das Blut ist auf einen möglichst gleich bleibenden Wassergehalt angewiesen. Eine Überwässerung verursacht Wasseransammlungen im Gewebe (Ödeme), wohingegen ein zu geringes Wasservorkommen (beispielsweise nach starkem Schwitzen) zur Austrocknung des Körpers führt.

- Stoffwechselendprodukte wie Harnsäure (Purinstoffwechsel), Harnstoff (Proteinstoffwechsel) und Kreatinin (Muskelstoffwechsel) werden als harnpflichtige Substanzen über die Nieren ausgeschieden, da diese sonst Vergiftungserscheinungen im Körper hervorrufen würden. Gleiches gilt für giftige Substanzen, die wie z.B. Arzneimittel oder Nahrungsgifte, zunächst von der Leber in eine chemisch unwirksame Form umgebaut wurden und dann über die Nieren ausgeschieden werden.

- Der pH-Wert des Blutes darf nur in sehr engen Grenzen schwanken. Über verschiedene Mechanismen wie die Ausscheidung oder Neubildung von Bikarbonat sind die Nieren wesentlich an der Regulation des Säure-Basen-Haushalts beteiligt.

- Die Nieren gewährleisten, dass die Konzentration wichtiger Mineralstoffe wie Natrium und Kalium im Blut konstant bleibt.

- Die Nieren bilden bzw. aktivieren einige Hormone, darunter Renin, Vitamin D3 und Erythropoetin (EPO), das für die Bildung der roten Blutkörperchen zuständig ist. Damit sind die Nieren maßgeblich an der Regulierung des Blutdrucks, des Kalzium- und Knochenstoffwechsels sowie der Blutbildung beteiligt.

- Neben der Leber spielen die Nieren zudem bei der Zucker-synthese (Glukoneogenese) eine Rolle.

Funktion der Harnblase

Auch die Funktion der Harnblase, die wie das Nierenbecken, die beiden Harnleiter und die Harnröhre zu den ableitenden Harnwegen gehört, ist bei Mann und Frau im Wesentlichen die gleiche: Als Hohlorgan mit einer Muskelwand, die insgesamt den Detrusor-(Austreiber)-Muskel bildet, und einem Fassungsvermögen von ca. 300 bis 500 Milliliter liegt die Harnblase im kleinen Becken. Ihre Hauptaufgabe ist es, den von den Nieren abgegebenen Endharn zu sammeln und ihn bis zur Entleerung zu speichern. Zudem verhindert sie eine Rückresorption des Harns in den Körper.

Von unten her wird die Blase bei beiden Geschlechtern durch den Beckenboden und zusätzlich von verschiedenen Muskeln und Bändern in ihrer Lage gehalten. An der Stelle, wo die Harnleiter in die Blase münden, gewährleistet ein ventilartiger Mechanismus, dass der Blaseninhalt nicht wieder in einen der beiden Harnleiter zurückfließt. Dagegen reguliert der ringförmige Schließmuskel des Blasenhalses, der den Übergang zur Harnröhre bildet, die Entleerung der Blase. Dieser Muskel besteht aus glatten Muskelzellen und wird auch als innerer Schließmuskel (Sphincter internus) bezeichnet. Er ist ausgesprochen widerstandsfähig und dichtet normalerweise zuverlässig ab, kann aber nicht willentlich beeinflusst werden. Anders verhält es sich mit dem äußeren quergestreiften Schließmuskel (Sphincter externus), der im Verbund mit Fasern aus dem Beckenboden wirkt und sich bei Frauen unterhalb der Harnblase rund um die Harnröhre bzw. bei Männern unterhalb der Prostata befindet: Seine Funktion kann durch unseren Willen gesteuert werden. Ändert sich die Lage der

Harnblase im Verhältnis zur Beckenbodenmuskulatur, etwa durch ein leichtes Absinken, kann eine Harninkontinenz die Folge sein.

Der Entleerungsmechanismus – von Nerven gesteuert

Die meisten Menschen entleeren ihre Blase zwischen vier und achtmal am Tag – je nachdem, wie viel Flüssigkeit aufgenommen wird bzw. wie viel Flüssigkeit über Schwitzen zum Schutz des Organismus vor Überhitzung (Thermoregulation) verdunstet. Was so einfach anmutet, ist in Wahrheit jedoch ein höchst komplizierter Vorgang. Denn die Blasenentleerung (Miktion) bedarf – ebenso wie die Speicherung des Urins – eines komplizierten Ablaufs von verschiedenen Mechanismen, durch den ein höchst effizientes Zusammenspiel von Nerven und Muskeln gewährleistet wird. Demgegenüber haben Störungen in diesem Steuersystem eine Fehlfunktion von Blase und Verschlussmechanismus zur Folge, sodass es zu einer Harninkontinenz bis hin zu Schäden am Harn- und Genitaltrakt kommen kann.

Dass die Blase ihre Speicher- und Entleerungsaufgaben reibungslos erfüllt, hängt vor allem vom sympathischen und parasympathischen Nervensystem ab: Der Sympathikus steuert im Wesentlichen die Füllungsphase und der Parasympathikus die Blasenentleerung.

- Füllungs- bzw. Speicherphase: Durch Aktivierung verschiedener Rezeptoren mithilfe von Trägersubstanzen bewirkt das sympathische Nervensystem, dass die Muskulatur der Blasenwand erschlafft. In diesem Zustand ist die Harnblase in der Lage, sich immer mehr auszudehnen, um die steigende Urinmenge aufnehmen zu können. Gleichzeitig zieht sich der glatte innere Ringmuskel zusammen, sodass die Harnblase verschlossen ist und kein Urin abgehen kann.

- Blasenentleerung: Ist die Harnblase etwa zur Hälfte gefüllt, signalisieren Druckrezeptoren in der Blasenwand, dass die Speicherkapazität allmählich erreicht ist – es kommt zum Harndrang. Bei leichtem Harndrang lässt sich der Gang zur Toilette noch hinauszögern, da die Schließmuskulatur weiterhin den Verschluss der Blase gewährleistet. Erst wenn wir die Blasenentleerung willentlich zulassen, veranlassen Nervenfasern des Parasympathikus, dass sich der Blasenmuskel zusammenzieht und der Ringmuskel erschlafft. Gleichzeitig erschlaffen die Muskeln des Beckenbodens, wodurch es zu einem Druckabfall in der Harnröhre kommt. Da der Druck in der Blase nun höher ist als in der Harnröhre und sowohl der innere als auch der äußere Schließmuskel erschlafft sind, kann der Urin ungehindert abfließen.

Bei einigen neurologischen Erkrankungen (z.B. Multiple Sklerose) oder Verletzungen des Gehirns bzw. des Rückenmarks (Querschnittssyndrom) sind jene Nervenbahnen geschädigt oder unterbrochen, die die Impulse vom für die Blasenentleerung verantwortlichen Steuerungszentrum im Gehirn an Harnblase und Schließmuskel weiterleiten. Dadurch kommt es zu einem unwillkürlichen Harnabgang, der sich dann meist als so genannte Reflexinkontinenz (siehe Seite 58) zeigt. Sind die Nervenbahnen komplett unterbrochen, fehlt der Harndrang völlig. Aber auch andere Inkontinenzformen können sich im Rahmen von neurologischen Erkrankungen entwickeln, so z.B. leiden Parkinson-Patienten oft unter einer Dranginkontinenz (siehe Seite 55).

Leiden Diabetiker unter einer Harninkontinenz, geht dies meist auf diabetisch bedingte Nervenschäden (Polyneuropathie) zurück.

Gezieltes Training erhöht den Schwellenwert

Der Schwellenwert, der den Harndrang auslöst, kann durch ein gezieltes Training verändert werden. Auch die willkürliche Blasenentleerung kann trainiert werden. Dieses so genannte Toilettentraining (siehe Seite 150) ist ein wichtiger Bestandteil der Therapie bei fast allen Formen der Harninkontinenz.

Das Urogenitalsystem der Frau

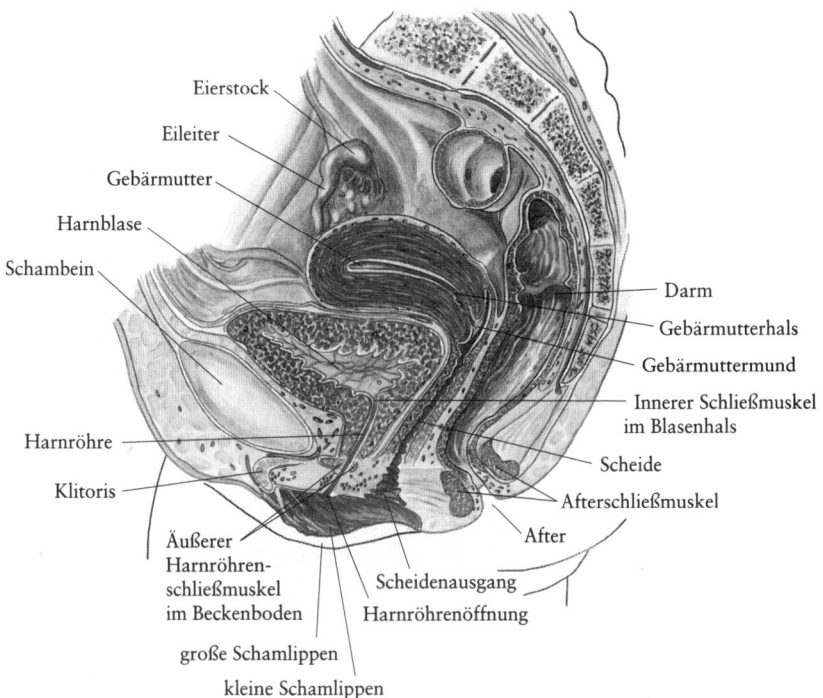

Eierstock
Eileiter
Gebärmutter
Harnblase
Schambein
Darm
Gebärmutterhals
Gebärmuttermund
Innerer Schließmuskel im Blasenhals
Harnröhre
Scheide
Klitoris
Afterschließmuskel
Äußerer Harnröhren-schließmuskel im Beckenboden
After
Scheidenausgang
Harnröhrenöffnung
große Schamlippen
kleine Schamlippen

Die harnableitenden Organe liegen zu den Geschlechtsorganen eng benachbart. Die Gebärmutter liegt unmittelbar an der Harnblase an und die Harnröhre verläuft parallel zum äußeren (unteren) Abschnitt der Scheide. Im Gegensatz zum Mann weist die Harnröhre keine Funktion als Geschlechtsorgan auf, sodass Scheide und Harnröhre bis zu ihrem jeweiligen Ausgang getrennt bleiben. Die Harnröhre mündet zwischen der Scheide und der Klitoris in den Scheidenvorhof.

Weibliche Harnblase und Harnröhre

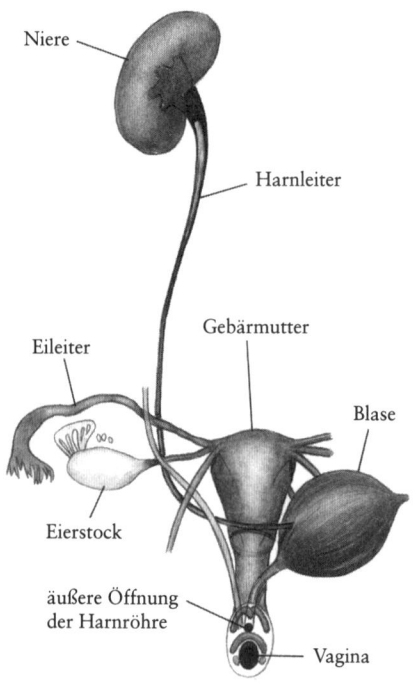

Zur Abklärung einer Harninkontinenz richtet sich das ärztliche Interesse vor allem auf den unteren Beckenbereich mit Harnblase und Harnröhre; die anderen harnableitenden Organe (die beiden Harnleiter und das Nierenbecken) spielen bei der Ursachenforschung nur eine untergeordnete Rolle.

• Die weibliche Harnblase liegt eingebettet zwischen Schambein, Beckenwand und Gebärmutter. Ist sie stärker gefüllt, kann sie sich um mehr als das Doppelte vergrößern und übt dann Druck auf die benachbarten Organe und auf die

Bauchmuskeln aus. In stark gefülltem Zustand nimmt die Harnblase nahezu eine Kugelform an, während ohne bzw. mit wenig Füllung das Oberteil des Blasenkörpers sich nach unten auf den Blasenboden senkt und so eine eher flache Form hat.

- Die Außenseite der Harnblase ist mit Bauchfell überzogen, womit die Gleitfähigkeit der Organe gegeneinander gewährleistet ist. Gerade bei der weiblichen Harnblase ist dies von großer Wichtigkeit, weil sie durch ihre variable Größe, bedingt durch die verschiedenen Füllstände, in der Lage sein muss, problemfrei an den unmittelbar benachbarten Geschlechtsorganen und Geweben entlang zu gleiten.

- Die Harnröhre verläuft bei Frauen vom Blasenboden zwischen dem unteren Rand des Schambeins und der Scheide zum Harnröhrenausgang, der zwischen der Klitoris und dem Scheideneingang im Scheidenvorhof auf einer kleinen Vorwölbung liegt. Im Vergleich zur Harnröhre des Mannes ist sie bei Frauen mit einer Länge von etwa 2,5 bis 4 Zentimetern relativ kurz. Dadurch können Krankheitserreger im weiblichen Körper schneller in die Blase und von dort ins Nierenbecken aufsteigen. Deshalb erkranken Frauen häufiger an Blasenentzündungen als Männer.

Die weiblichen Geschlechtsorgane

Per Definition stehen die weiblichen Geschlechtsorgane in keinem Funktionszusammenhang mit den Harnorganen. Vielmehr hat ihre „Verbindung" zunächst primär anatomische Gründe: Sie liegen in unmittelbarer Nähe zueinander und sie werden gemeinsam durch die Muskulatur des Beckenbodens in ihrer Lage stabilisiert bzw. von unten gestützt. Gleichwohl können Veränderungen in dem einen System zu erheblichen Störungen in dem anderen führen. Beispielsweise kann sich durch eine Senkung der vorderen Scheidenwand – die wiederum meist Folge einer Beckenbodenschwäche ist – auch der Blasenboden herabsenken. Die Folge ist eine teilweise oder sogar vollständige Vorwölbung der Harnblase aus der Scheide (Zystozele), die dann oft einer operativen Korrektur bedarf.

Die Scham (Vulva)

Der Begriff Scham oder Vulva umfasst alle äußeren Geschlechtsorgane vom Schamhügel bis zum Damm: So gehören zu ihr die großen Schamlippen und die zwischen ihnen liegenden kleinen Schamlippen, die wiederum den Scheidenvorhof mit den Ausgängen von Harnröhre und Scheide bedecken. An ihrem vorderen Ende, wo die kleinen Schamlippen zusammenstoßen, liegt die Klitoris (Kitzler), die von der Klitorisvorhaut geschützt wird. Der Damm und die Ausgänge von Scheide und Harnröhre sind unmittelbar im Beckenboden integriert.

Die Scheide (Vagina)

Die Scheide ist ein dehnbarer muskulärer Schlauch, der den Übergang zwischen den inneren und äußeren Geschlechtsorganen bildet. Sie mündet unten in den Scheidenvorhof und wird oberhalb durch den Gebärmutterhals abgeschlossen. Mit einer Länge von etwa 10 Zentimetern verläuft sie zwischen Darm und Harnröhre bzw. Harnblase nach oben und ist von einem elastischen, glatten und mehrschichtigen Muskelgewebe ummantelt. Ihre Innenseite ist von einer faltigen Haut bedeckt, in der zahlreiche Drüsen sitzen, deren Sekret für die Feuchtigkeit und für das natürliche saure Milieu der

Scheide sorgt. Die beiden Bartholinischen Drüsen, die sich am Scheideneingang befinden, sondern bei sexueller Erregung zusätzlich ein Sekret ab, das die Gleitfähigkeit verstärkt. Oben grenzt die Scheide an die Gebärmutter. Der Gebärmutterhals, der ein kurzes Stück in die Scheide hineinragt, nimmt die Samen des Mannes auf und leitet sie in die Gebärmutter weiter. Die Scheide durchbricht den Beckenboden im Diaphragma urogenitale, trägt aber selbst maßgeblich zur Stabilisierung der Organe oberhalb von ihr bei (siehe auch Integraltheorie nach Petros und Ulmsten auf Seite 48).

Die Gebärmutter (Uterus)

Als birnenförmiger Hohlmuskel, der etwa fünf bis zehn Zentimeter groß ist, liegt die Gebärmutter unmittelbar an der Harnblase. Der dickere Teil neigt sich meist nach vorn über die Harnblase, wohingegen der etwas schmalere Teil nach hinten in den Gebärmutterhals (Cervix uteri) übergeht und etwa ein bis zwei Zentimeter weit in die Scheide ragt und geöffnet ist. In Mitte des Gebärmutterhalses liegt auf der kleinen Kuppe der Gebärmuttermund (Orificium). Ausgekleidet ist die Gebärmutter mit dem Endometrium, einer dicken Schleimhautschicht, die die Einnistung der befruchteten Eizelle ermöglicht. Unter dem Einfluss der weiblichen Geschlechtshormone ist das Endometrium in Abhängigkeit vom Menstruationszyklus einer ständigen Veränderung unterworfen. Während der Schwangerschaft dehnt sich die Gebärmutter um ein Vielfaches nach oben und den Seiten hin aus, wobei in den letzten Wochen der Schwangerschaft ein nicht unerheblicher Druck auf die Harnblase entsteht. Nach der Entbindung zieht sich die Muskulatur der Gebärmutter in relativ kurzer Zeit wieder zu ihrer Normalgröße zusammen, sodass auch der Druck auf die Harnblase verschwindet.

Eierstöcke und Eileiter

Die beiden Eierstöcke (Ovarien) befinden sich an der Grenze zwischen dem großen und kleinen Becken und sind über Bandstrukturen mit der Beckenwand und der Gebärmutter verbunden. Nach vorn sind sie durch ein Aufhängeband beweglich am breiten Mutterband aufgehängt. In Form und Größe gleichen die Eierstöcke zwei Mandeln von je etwa zwölf bis 14 Gramm Gewicht. In den Eierstöcken wachsen zyklusabhängig die Eizellen heran. Außerdem bilden die Eierstöcke die Hormone Östrogen und Progesteron, die über den Blutweg die Vorgänge innerhalb der Gebärmutter und der Scheide koordinieren. Versiegt vor allem die Östrogenproduktion während bzw. nach den Wechseljahren, steigt das Risiko für die Entstehung einer Harninkontinenz sprunghaft an.

Das männliche Urogenitalsystem

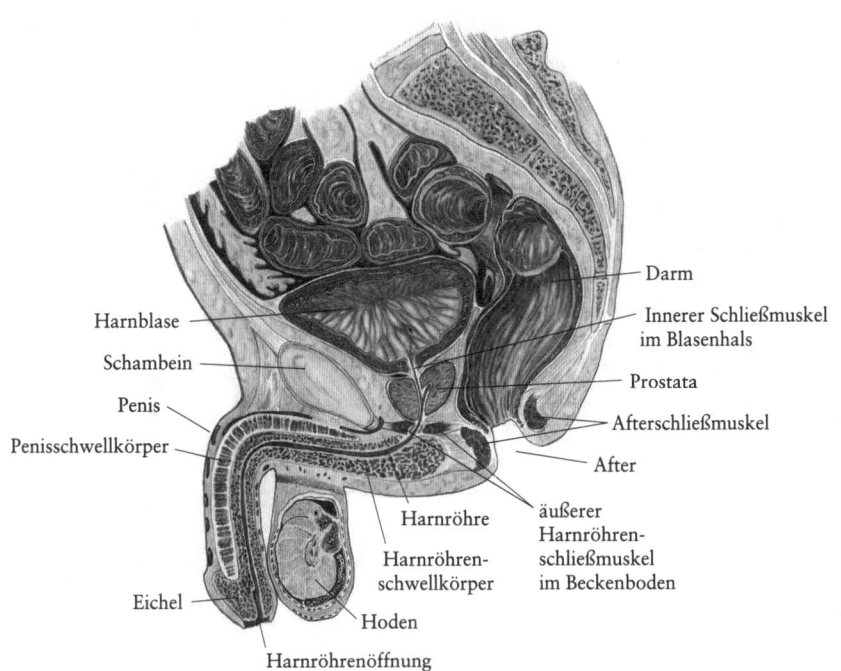

Harnblase

Schambein

Penis

Penisschwellkörper

Eichel

Harnröhrenöffnung

Hoden

Harnröhrenschwellkörper

Harnröhre

Darm

Innerer Schließmuskel im Blasenhals

Prostata

Afterschließmuskel

After

äußerer Harnröhrenschließmuskel im Beckenboden

Bei Männern sind Harn- und Geschlechtsorgane nicht nur in anatomischer Hinsicht eng miteinander verzahnt, sondern ein Teil der Organe ist sowohl als harnableitendes Organ wie auch als Geschlechtsorgan von Bedeutung. So ist z. B. die Harnröhre gleichzeitig Teil der Geschlechtorgane, weil sie auch der Ausführungsgang für die Samenflüssigkeit ist. Im Harnröhrenschwellkörper des Penis verläuft die Harnröhre.

Die harnableitenden Organe des Mannes

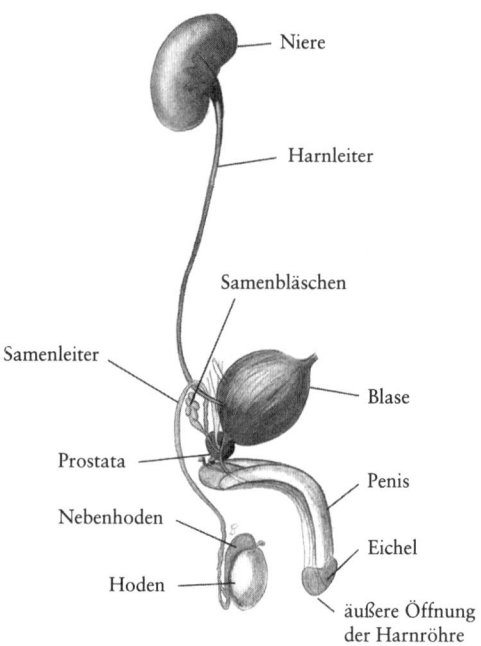

Niere

Harnleiter

Samenbläschen

Samenleiter

Blase

Prostata

Penis

Nebenhoden

Eichel

Hoden

äußere Öffnung
der Harnröhre

Die Harnblase

Die Harnblase liegt im kleinen Becken und ist eingebettet zwischen Schambein, Prostata und Darm. Unmittelbar unterhalb des Blasenausgangs grenzt die Prostata an die Blase und ummantelt den oberen Teil der Harnröhre komplett, ohne im Normalfall beengenden Druck auf sie auszuüben.

Die Harnröhre

Die männliche Harnröhre ist bis zu 25 Zentimeter lang und damit deutlich länger als die der Frau. Bei entspanntem Penis verläuft sie s-förmig durch die Prostata und den Penis und tritt dann an der Eichel aus.

Als harnableitendes Organ befördert die Harnröhre zum einen den Urin von der Harnblase aus dem Körper heraus. Zum anderen fungiert sie aber auch als Ausführungsgang des Samens während der Ejakulation. Hierfür münden hinter der inneren Öffnung der Harnröhre die Spritzgänge der Samenflüssigkeit. Deshalb wird sie auch als Harn-Samen-Röhre bezeichnet.

Die Geschlechtsorgane des Mannes

Der Penis

Dem Penis kommt eine Doppelfunktion zu: Zum einen gehört er, wie der Hodensack, zu den äußeren Geschlechtsorganen. Zum anderen ist er Teil der ableitenden Harnwege, weil durch ihn, genauer gesagt, durch den an seiner Unterseite befindlichen Harnröhrenschwellkörper, die Harnröhre verläuft, über die der Urin abgeht. Unterteilt wird der Penis in Peniswurzel, die am Beckenboden und an den beiden Schambeinästen verankert ist, und den frei beweglichen Penisschaft, der mit der Eichel endet. Die Eichel ist von einer frei verschieblichen Vorhaut überzogen. Neben dem Harnröhrenschwellkörper besitzt der Penis zwei weitere Schwellkörper, die seine Aufrichtung ermöglichen. Diese liegen in zwei Schenkeln vor und befinden sich an der Penisoberseite (Corpora cavernosa). Die Größe eines erigierten Penis ist individuell verschieden und variiert zwischen zwölf und 18 Zentimetern.

Die Hoden

Die beiden Hoden sind die männlichen Keimdrüsen, in denen das Sperma und das männliche Geschlechtshormon Testosteron produziert wird. Die Spermien, die in etwa 250 Kammern (Hodenläppchen) reifen, in die jeder Hoden unterteilt ist, sind während der Reifungsphase sehr temperaturempfindlich. Dass die Temperatur in den beiden Hoden konstant bei 34 bis 35 °C liegt, gewährleistet der Hodensack (Skrotum), in dem die Hoden am Samenstrang, einem Bündel aus Muskeln, Gefäßen, Nerven und Samenleitern, frei beweglich hängen.

Die Prostata

Die Prostata (Vorsteherdrüse) produziert die Hauptmenge des Spermas. Sie ist etwa kastaniengroß, wiegt ca. 20 Gramm und hat einen pyramidenförmigen Aufbau mit der Spitze nach unten. Unterhalb der Harnblase gelegen, ummantelt die Prostata den Anfangsabschnitt der Harnröhre bis zum Beckenboden, wo sie auf dem Diaphragma urogenitale mit dem schlankeren Teil nach unten aufliegt. Mit der Rückseite grenzt die Prostata an den Mastdarm – deshalb kann sie vom Urologen gut ertastet werden. Nach vorn wird sie durch die Schambeinfuge begrenzt, mit der sie durch ein Band verbunden ist. In der Prostata wird ein milchiges Sekret gebildet, das während der Ejakulation in die Harnröhre abgegeben und dort mit dem aus den Hoden kommenden Spermien vermischt wird. Dabei liegt der Anteil des Prostatasekrets bei über 60 Prozent des gesamten Ejakulats. Dieses Sekret sichert die Ernährung und die Fortbewegungsfähigkeit der Samenzellen. Die Prostata hat zudem zusammen mit dem Blasenhals die Aufgabe, während der Ejakulation mithilfe eines Ventilsystems dafür zu sorgen, dass das Ejakulat nicht mit Harn vermischt wird bzw. dass beim Wasserlassen kein Harn in die Samenwege gelangen kann.

Veränderungen der Prostata sind die häufigste Ursache für eine Harninkontinenz bei Männern (siehe Seite 20).

Der Beckenboden – Stütz- und Halteapparat

Der Beckenboden schließt den Bauchraum nach unten ab und hat die Funktion, die Bauch- und Beckenorgane in ihrer natürlichen Lage zu halten; dabei muss er stets der Schwerkraft entgegenwirken. Zugleich kommt dem Beckenboden eine wichtige Bedeutung für die Erhaltung der Kontinenz zu, an der er direkt durch seine Einbindung im äußeren Verschlussmechanismus der Harnblase und indirekt durch seine stabilisierende Funktion für die Urogenitalorgane beteiligt ist.

Der Beckenboden besteht vor allem aus Muskeln, Sehnen und Bindegewebe; zudem wird er von Gefäß- und Nervenbahnen durchzogen. Außerdem verfügt der Beckenboden über Fettgewebe, das die Räume zwischen den Organen und dem Beckenboden ausfüllt. In seiner Form ähnelt der Beckenboden einer leicht nach unten gewölbten Platte, insbesondere, wenn im entspannten Zustand das Gewicht der Organe den Beckenboden etwas nach unten durchdrückt. Zusammen mit den Beckenknochen betrachtet, ist die Form eines Trichters zu erkennen, wobei die Schambeinäste den vorderen Rand bilden. Die knöchernen Ankerpunkte des Beckenbodens sind die Schambeinäste, die beiden Sitzbeinhöcker und das Steißbein.

Die Muskeln des Beckenbodens bestehen aus drei Schichten, deren Muskelstränge gitterförmig übereinander liegen: einer inneren *(musculus levator ani)*, einer mittleren *(dia-*

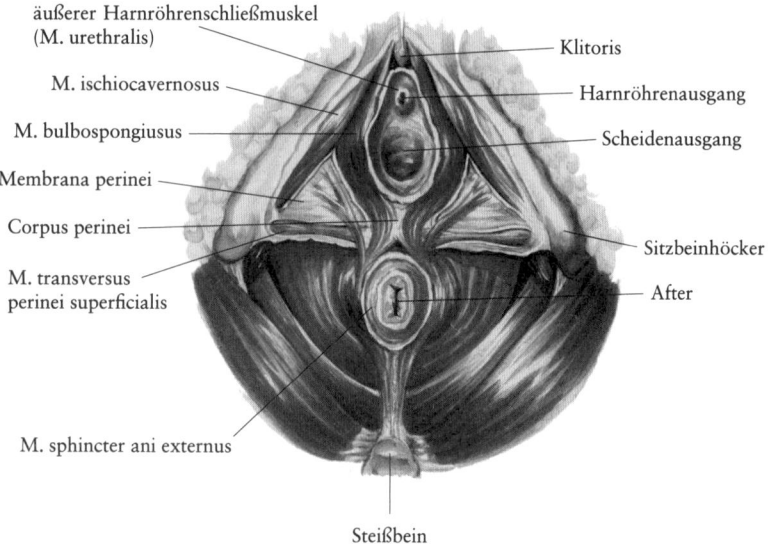

äußerer Harnröhrenschließmuskel
(M. urethralis)

M. ischiocavernosus

M. bulbospongiusus

Membrana perinei

Corpus perinei

M. transversus
perinei superficialis

M. sphincter ani externus

Klitoris

Harnröhrenausgang

Scheidenausgang

Sitzbeinhöcker

After

Steißbein

Die Sicht der weiblichen äußeren Beckenbodenmuskeln von unten (außen) zeigt die relativ große Öffnung des Beckenbodens um Scheiden- und Harnröhrenausgang. Deutlich sind die kräftigen Verschlussmuskeln des Beckenbodens um Scheide und Harnröhre einerseits und um den After andererseits zu erkennen.

phragma urogenitale) und einer äußeren Schicht *(diaphragma pelvis)*.

- Die **innere Schicht** ist die größte und kräftigste Schicht. Sie besteht aus Bindegewebe sowie einer Reihe von kräftigen und langen Muskelbändern, die längs vom Schambein bis zum Steißbein reichen. Als glatte Muskeln können sie nicht willentlich angespannt werden. Gemeinsam haben sie die Aufgabe, ein erstes wirksames Auffangbecken für die Organe zu bilden. Außerdem wirken sie beim Verschluss des Enddarms maßgeblich mit, indem sie den After komplett

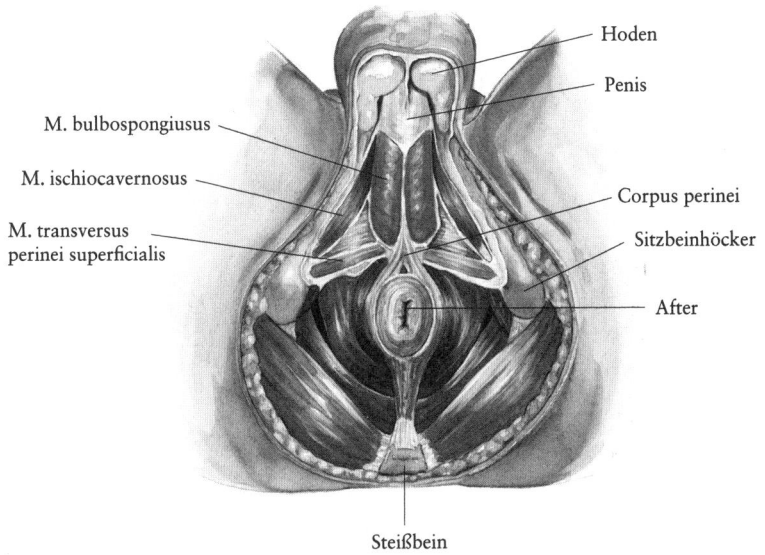

Im Vergleich zum Beckenboden der Frau fällt beim Mann die wesentlich „dichtere" Beckenbodenmuskulatur auf. Nur am Darmausgang ist ein Durchlass durch den Beckenboden zu erkennen. Der Durchtritt der Harnröhre durch den Beckenboden ist mit den Schwellkörpern des Penis gut geschützt.

umschließen. Des Weiteren weist diese Schicht vom Schambein bis zum Damm eine spaltartige Lücke auf, in der die Harnröhre und bei der Frau zusätzlich die Scheide durchführt. Dieser Muskelspalt ist bei der Frau deutlich breiter als beim Mann, um eine vaginale Geburt zu ermöglichen.

- Die **mittlere Schicht** ist eine Muskelplatte, die aus zwei Teilen *(musculus sphincter uretrae externus* und *musculus transversus perinei profundus)* besteht und quer vom einen zum anderen Schambeinast verläuft. Sie verbindet die beiden Sitzbeinhöcker miteinander. Die beiden *musculi*

43

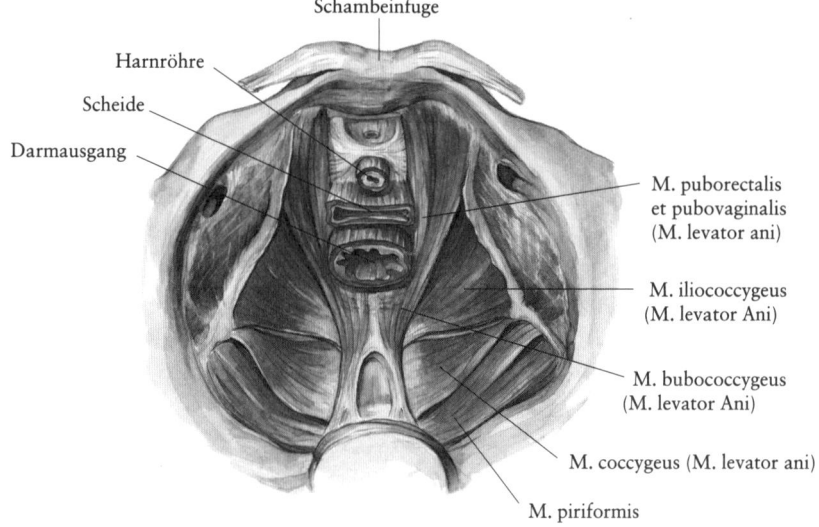

In dieser Sicht von oben (innen) auf den weiblichen Beckenboden sind Harnröhre, Scheide und Darm gut zu erkennen, die von den Beckenbodenmuskeln fest „umklammert" werden. Zudem wird die flächige Struktur der Beckenbodenmuskeln deutlich.

ziehen jeweils fächerförmig von der Steißbeinspitze zu den Beckenwänden. Zwischen ihnen in der Mitte befindet sich ein Spalt, durch den Harnröhre und Mastdarm, bei Frauen auch die Scheide durchtreten. Einige Abschnitte dieser mittleren Muskelschicht bilden einen Teil der Schließmuskel von After und Harnröhre.

- Die **äußere Schicht** der Beckenbodenmuskulatur (Sphinkterschicht) besteht aus mehreren Muskeln, die quer im Becken und wie eine Acht um die Körperöffnungen herum verlaufen. Anders als die beiden anderen Schichten haben sie keine Stützfunktion für die Organe, doch lässt sie sich –

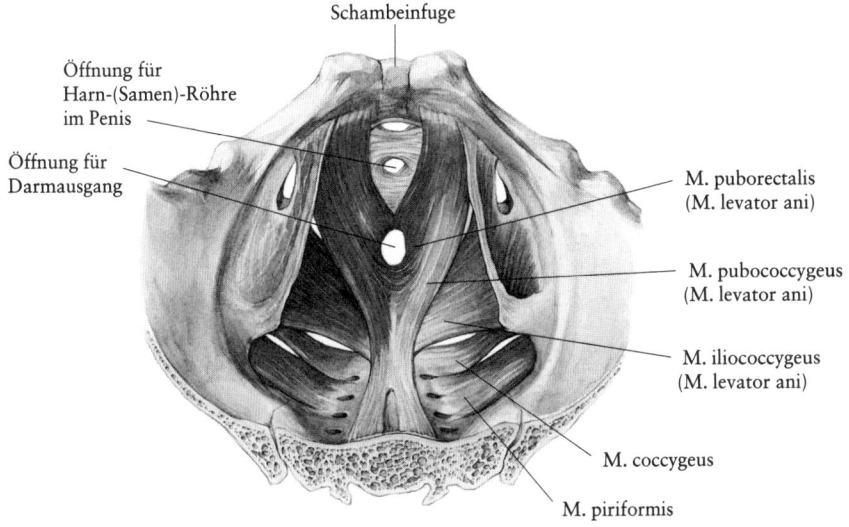

Schambeinfuge

Öffnung für
Harn-(Samen)-Röhre
im Penis

Öffnung für
Darmausgang

M. puborectalis
(M. levator ani)

M. pubococcygeus
(M. levator ani)

M. iliococcygeus
(M. levator ani)

M. coccygeus

M. piriformis

Auch in der Sicht von oben (innen) auf den männlichen Beckenboden sind die kräftigen Beckenbodenmuskeln gut zu erkennen. Zudem fällt auf, dass die in dieser Abbildung fehlenden Schwellkörper des Penis eine wichtige Funktion für die Stabilität des Beckenbodens haben. Denn ohne sie klafft eine große Öffnung in der Beckenbodenmuskulatur.

wie auch die mittlere Schicht – willentlich anspannen. Ihre Bedeutung für die Kontinenz ist im Vergleich zu der der mittleren Schicht gering. Allerdings ist sie für die sexuellen Funktionen von wichtiger Bedeutung.

Unterschiede bei den Geschlechtern

Das Becken ist bei Frauen etwas breiter als bei Männern. Deshalb ist die weibliche Beckenbodenmuskulatur etwas flächiger angelegt. Außerdem ist die Beckenöffnung bei Frauen größer; die Muskulatur ist bei Männern jedoch kräftiger. Während es im männlichen Beckenboden nur zwei Unterbrechungen (Harnröhre und Darm) gibt, weist der weibliche Beckenboden mit Harnröhre, Scheide und Darm drei Unterbrechungen auf – und ist damit störanfälliger. Generell ist die Muskulatur bei Frauen durch Schwangerschaften und Geburten sehr viel stärkeren Belastungen ausgesetzt. Um sich in diesen Zeiten besser dehnen zu können, ist der weibliche Beckenboden stärker mit Bindegewebe unterfüttert als der männliche Beckenboden.

Funktionen des Beckenbodens

Der Beckenboden hat drei Hauptaufgaben: anspannen, entspannen und reflektorisch gegenhalten.

• Das Anspannen ist für die Sicherung der Kontinenz unerlässlich. Dabei unterstützt die Beckenbodenmuskulatur maßgeblich den unteren Teil der Harnröhre, die Schließmuskeln der Harnblase und des Afters.

• Beim Wasserlassen und beim Stuhlgang kommt es zu einer Entspannung des Beckenbodens. Außerdem entspannt sich der weibliche Beckenboden beim Geschlechtsverkehr bzw. bei der männlichen Ejakulation.

• Das reflektorische Gegenhalten, also das Aufbauen eines unwillkürlichen Gegendrucks durch den Beckenboden, ist beispielsweise beim Husten, Niesen, Lachen, Hüpfen und Tragen von schweren Lasten notwendig. Geschieht dies nicht, kann es zum plötzlichen Abgang von kleineren Harnmengen kommen.

46

Folgen einer Beckenbodensenkung

Eine Beckenbodensenkung kann verschiedenartige Symptome hervorrufen: Belastungsinkontinenz (siehe Seite 53), Symptome einer Dranginkontinenz (siehe Seite 55), Druckgefühl, Verstopfung und sogar eine Blasenentleerungsstörung durch ein Abknicken der Harnröhre („Quetschhahnphänomen"). Manchmal kann ein Beckenbodentraining helfen, die Symptome zu lindern. Letztendlich kann eine ausgeprägte Beckenbodensenkung aber nur operativ behoben werden (siehe Seite 106).

SPEZIAL:
Integraltheorie nach Peter Petros und Ulf Ulmsten

Um der Ursache der Inkontinenz auf die Spur zu kommen, wurden in den vergangenen Jahrzehnten verschiedene Theorien aufgestellt, die unterschiedliche Behandlungsansätze nach sich ziehen. Als besonders tragfähig erwies sich die Integraltheorie (von engl. „integral") nach Petros und Ulmsten.

Die „Hängematten"-Theorie nach DeLancy

Ebenso wurde der Theorie zur suburethralen Hängematte nach DeLancy große Aufmerksamkeit zuteil, nach der die vordere Vaginalwand eine „Hängematte" als Widerlager für den Blasenhals darstelle. Unter Belastung werde die Harnröhre im Bereich des Blasenhalses gegen diese „Hängematte" gepresst, sodass ihr Lumen verschlossen werde. Dafür müsse aber vorausgesetzt werden, dass die vordere Scheidenwand nicht zu schlaff sei, da ansonsten die Druckausübung nicht möglich wäre. Außerdem teilte DeLancy die Scheide in drei Ebenen ein, weil entsprechend der Ergebnisse anatomischer Studien Beckenbodendefekte in unterschiedlichen Ebenen der Scheide auftreten.

Die Trampolinfunktion der Scheide
nach Petros und Ulmsten

Tatsächlich bahnbrechend hinsichtlich ihrer operationstechnischen Umsetzung waren jedoch die Forschungen des Australiers Peter Papa Petros und des Schweden Ulf Ulmsten, die 1990 und 1993 unter dem Titel „Die Integrität der weiblichen Harninkontinenz" veröffentlicht wurden. Diese Theorie ist das heute vorherrschende therapeutische Modell, nach dem die Rekonstruktion der Form und Struktur die Wiederherstellung der Funktion ermöglicht. In Teilen stützt sie sich auf die „Hängematten"-Theorie von DeLancy, verfeinert sie aber deutlich und mündet in einer neuen Operationstechnik, die 1996 vorgestellt wurde. Petros und Ulmsten konnten physiologische und pathologische Prozesse im korrekten Ablauf der Blasenfunktion erklären und damit das allgemeine Verständnis sowohl der Belastungsinkontinenz als auch anderer Fehlfunktionen der Harnblase erweitern. Die Integraltheorie berücksichtigt gesamtheitlich alle beteiligten Strukturen des Beckenbodens und setzt sie in Beziehung zu deren Funktionen.

Das Trampolin und die drei Schadenszonen der Scheide

Nach der Integraltheorie reguliert eine Vielzahl von Strukturen, die die Harnröhre und den Blasenhals umgeben, den Kontinenzmechanismus. Dabei kommt den bindegewebeartigen Bändern um Harnröhre und Scheide eine entscheidende Bedeutung bei der normalen Funktion der Beckenbodenstrukturen im Hinblick auf die Blasenhalsöffnung und den Verschluss zu. Demnach ziehen Muskelkräfte am Scheidengewebe, wodurch die Harnröhre geöffnet und geschlossen wird. Die Vaginavorderwand, die dreidimensional im kleinen Becken aufgehängt ist, spannt sich wie ein Trampolin unter der Harnröhre und Harnblase auf und spielt eine zentrale Rolle bei der Erhaltung der Kontinenz.

Petros und Ulmsten führten die 3-Level-Aufteilung der Scheide nach DeLancy weiter, indem sie die drei Ebenen als Schadenszonen bezeichneten und ihnen bestimmte Symptome zuordneten, die auch therapeutische Konsequenzen nach sich ziehen. So definieren sie beispielsweise nach der so genannten „Hängematten"-Hypothese von DeLancy eine Belastungsinkontinenz als Symptom eines Schadens vor allem in der vorderen Zone der Scheide (Level 1), wo Lockerungen des Gewebes unterhalb der Harnröhre sowie des Bindegewebes und der Muskeln im Dammbereich ursächlich sind. In jeder der drei Zonen gibt es drei Strukturen, die für eine normale Funktion des Beckenbodens notwendig sind. Ist nur eine dieser neun Strukturen geschädigt, kann es zu Fehlfunktionen im Kontinenzapparat kommen.

Zustand der Bindegewebsstrukturen entscheidend

Mit ihrer Theorie konnten Petros und Ulmsten für das Auftreten unterschiedlicher Symptome wie Belastungsinkontinenz, Dranginkontinenz, Blasenentleerungsstörungen, vermehrtes nächtliches Wasserlassen, tiefer Beckenschmerz und auch Stuhlinkontinenz erklären, dass die Ursache bei allen Symptomen mit dem Zustand der Bindegewebsstrukturen in unterschiedlichen Bereichen der Scheide zu suchen sind. Denn Bindegewebe ist keineswegs nur „Füllmaterial", sondern es lebt und seine Struktur ist alters- und hormonabhängig. Die bindegewebigen Faszien und Ligamente müssen ausreichend fest sein, um Lasten tragen zu können. So können Band- bzw. Fasziendefekte, die die Stützfunktion der Vagina beeinträchtigen, nach der Integraltheorie für Inkontinenz verantwortlich sein. Das gilt nicht nur für eine Belastungsinkontinenz, sondern auch für eine Dranginkontinenz und Blasenentleerungsstörungen.

Nach Petros und Ulmsten kann also festgestellt werden, dass mehrere Muskelgruppen am normalen Ablauf des Miktionszyklus, des gesamten Vorgangs der Blasenentleerung, beteiligt sind, dass die korrekte Wirkung der Kraftvektoren abhängig ist von der Unversehrtheit und vollen Funktionsfähigkeit des Bandapparates von Scheide und Harnblase und dass die Scheide die unterschiedlichen Richtungen und Kräfte von Muskeln und Bändern auffängt und reguliert.

Oberstes Ziel der Operation nach Ulmsten: Spannungsfreie Rekonstruktion

Ulmsten entwickelte in den folgenden Jahren auf der Basis der Integraltheorie eine Operationstechnik, welche die operative Therapie der Belastungsinkontinenz verbessern sollte und tatsächlich revolutionierte. Inzwischen wird diese Technik, die als TVT (Tension-free vaginal tape) bezeichnet wird, leicht modifiziert (TVT-O bzw. TOT), weltweit angewandt. Weitere der Symptomatik entsprechende Operationstechniken wie Raffnaht, Rektozelen- und Zystozelenrepair und Brückenplastik wurden von Petros und Ulmsten entwickelt und gehören heute zum Standard der modernen operativen Therapie von Harninkontinenz.

Allen Operationstechniken nach Petros und Ulmsten liegt das Prinzip einer Korrektur von Defekten am Blasenboden zugrunde, um einen funktionsfähigen physiologischen Zustand der Vagina zu erreichen und damit wieder ein optimales Wirken der Beckenbodenmuskulatur zu ermöglichen. Geschädigte Bindegewebsstrukturen, die für den Halt der Scheide unerlässlich sind, werden durch Polypropylenbänder oder -netze ersetzt. Diese werden nicht fest fixiert, weil eine starke Spannung von Nähten, Bändern oder Netzen vermieden werden soll, sondern sie erzeugen durch eine mäßige Narbenbildung so genannte Neoligamente, also neue Bindegewebsstrukturen, über die eine spannungsfreie Befestigung im Gewebe selbst möglich ist. Denn das oberste Ziel ist eine spannungsfreie Rekonstruktion geschädigter Bereiche. Aber auch der Erhalt von Gewebe und den Beckenboden stabilisierenden Organen, vor allem der Gebärmutter, hat einen hohen Stellenwert.

Formen der Harninkontinenz

Abhängig von der jeweiligen Ursache und den vorherrschenden Symptomen wird Harninkontinenz in verschiedene Formen eingeteilt. Die häufigste Form ist die Belastungsinkontinenz. Auf diese Inkontinenzform trifft es am ehesten zu, ein Frauenleiden zu sein, denn tatsächlich haben in der Mehrzahl der Fälle Frauen mit den Symptomen einer Belastungsinkontinenz zu kämpfen. Aber auch die Dranginkontinenz ist eine häufig diagnostizierte Inkontinenzform, die denn auch inzwischen neben der Belastungsinkontinenz als zweite Hauptform gilt. Von einer Mischinkontinenz ist die Rede, wenn sowohl typische Symptome der Belastungs- als auch der Dranginkontinenz auftreten. Alle übrigen Inkontinenzformen spielen in der urologischen Praxis, zumindest was die Erkrankungsrate betrifft, eine untergeordnete Rolle.

Die Belastungsinkontinenz (früher: Stressinkontinenz)

Die Belastungsinkontinenz wurde früher häufig auch Stressinkontinenz genannt – und zwar nicht in Anspielung auf den Begriff „Stress" als psychische Belastung, sondern als Ausdruck für die physische Belastung, die sich bei dieser Inkontinenzform für den Verschlussmechanismus der Harnblase ergibt.

Bei der Belastungsinkontinenz hält der überdehnte bzw. geschwächte Beckenboden dem Druckanstieg in der Bauchhöhle, wie er bei körperlicher Anstrengung oder bei Husten, Niesen oder Lachen entsteht, nicht mehr stand. Das Schließmuskelsystem versagt und es geht ungewollt Urin ab. Oft handelt es hierbei nur um einige Tropfen, bei gefüllter Blase kann es allerdings gelegentlich schwer werden, den Harnabgang wieder zu stoppen.

Drei Schweregrade

Die Belastungsinkontinenz wird in drei Schweregrade eingeteilt:

Grad I: Der unwillkürliche Harnverlust tritt (erst) bei einer heftigen Drucksteigerung im Bauchbereich auf, so etwa beim Niesen, Husten, Lachen oder bei schwerer körperlicher Anstrengung wie dem Heben oder Tragen von schweren Gegenständen.

Grad II: Der unfreiwillige Harnabgang wird bereits durch eine mittelstarke Drucksteigerung im Bauchbereich ausgelöst, z. B. beim Laufen oder Treppensteigen oder auch bei abrupten Körperbewegungen wie Hinsetzen oder Aufstehen.

Grad III: Der Harnverlust lässt sich schon bei geringer Drucksteigerung im Bauchbereich, z. B. im Stehen oder Liegen, nicht mehr vermeiden.

Die Ursachen

Ausgangspunkt für eine Belastungsinkontinenz ist in den allermeisten Fällen eine Schwäche der Beckenbodenmuskulatur. Dadurch hat sich der Beckenboden gesenkt und seine optimale Position zur Harnröhre eingebüßt. Dies hat zur Folge, dass die Beckenbodenmuskulatur nicht mehr ausreichend Druck auf die Harnröhre ausüben kann, damit sie auch bei Belastungen sicher verschlossen ist.

Welche Umstände dem Beckenboden besonders schaden, haben wir ausführlich im Kapitel „Risikofaktoren für eine Schädigung des Beckenbodens" beschrieben (ab Seite 17). Bei Männern ist die Belastungsinkontinenz meist die Folge einer Prostataoperation (siehe Seite 20). Bei Frauen kann eine Gebärmutteroperation zu einer Beckenbodensenkung führen, die dann wiederum eine Belastungsinkontinenz nach sich ziehen kann.

Die Dranginkontinenz (Urgeinkontinenz)

Die Dranginkontinenz wird in der medizinischen Fachsprache auch als Urgeinkontinenz bezeichnet. Der Begriff leitet sich vom englischen Wort „urge" = „drängen" bzw. „Drang" ab. Typisches Merkmal ist ein plötzlich auftretender starker, mitunter auch schmerzhafter Harndrang, der es meist unmöglich macht, rechtzeitig die Toilette aufzusuchen. Bereits eine geringe Harnmenge in der Blase bewirkt den starken und willentlich nicht zu unterdrückenden Harndrang.

Im Extremfall stellt sich der Harndrang bis zu fünfmal in der Stunde ein, wodurch das soziale Leben für die Betroffenen stark beeinträchtigt wird.

Die Ursachen

Bei der Dranginkontinenz ist der Verschlussmechanismus der Harnblase intakt, und ebenso wenig geht sie auf eine beeinträchtigte Beckenbodenmuskulatur zurück. Vielmehr ist eine Überaktivität des Blasenmuskels oder ein Reizzustand der Harnblase ursächlich verantwortlich, durch die es zu einem Zusammenziehen der Blasenmuskulatur kommt, die nicht willentlich zu beeinflussen ist. Die früher übliche Unterscheidung zwischen sensorischer und motorischer Dranginkontinenz wird heute nicht mehr vorgenommen.

Ist die Wahrnehmung des Blasenfüllzustands gestört, reichen bereits kleinere Urinmengen in der Harnblase aus, damit die überempfindlichen Rezeptoren den Füllungszustand der Harnblase an das Gehirn melden und damit einen starken Harndrang auslösen. Das Gehirn leitet nun umgehend die physiologischen Mechanismen zur Blasenentleerung (siehe Seite 28) ein, die zum Abgang von Urin führen. Hervorgerufen wird die sensorische Dranginkontinenz meist durch (chronische) Blasenentzündungen oder durch Blasensteine; mitunter kann sich auch ein Harnblasenkrebs hinter den Symptomen verbergen. Gelegentlich geht dieser Inkontinenzform auch eine Verengung der Harnröhre oder eine Prostatavergrößerung voraus. Wird die ursächliche Erkrankung erfolgreich behandelt, normalisiert sich in der Regel auch die Harnentleerung wieder.

Im Übrigen kann eine Übererregbarkeit des Blasenmuskels mit starkem Harndrang auf degenerative Veränderungen des Blasenmuskels zurückgehen; hiervon sind vor allem ältere Menschen betroffen. Mitunter sind auch unverarbeitete psychische Belastungssituationen ursächlich verantwortlich.

Die Mischinkontinenz

Liegen gleichzeitig eine Belastungs- und Dranginkontinenz vor, leidet der Betroffene sowohl unter den Symptomen der einen wie der anderen Form – eine besonders belastende Situation, die einer konsequenten Behandlung bedarf.

Inkontinenz bei chronischer Harnretention (früher: Überlaufinkontinenz)

Die Inkontinenz bei chronischer Harnretention (Retention = Zurückhaltung, Verhaltung) ist die häufigste Inkontinenzform bei Männern mit einer Prostatavergrößerung, sie kann aber auch bei Frauen auftreten, die Harnsteine, eine Harnröhrenverengung haben oder eine ausgeprägte Blasensenkung („Quetschhahnphänomen") aufweisen. Mitunter ist auch eine angeborene Fehlbildung verantwortlich.

Wichtigstes Kennzeichen ist ein tröpfelnder Urinverlust, der durch das Zurückbleiben von Restharn in der Harnblase infolge einer fortwährenden unvollständigen Blasenentleerung hervorgerufen wird.

Die Ursachen

Besteht ein Abflusshindernis (z.B. eine vergrößerte Prostata oder ein Tumor), liegt eine obstruktive Form vor. Geht sie auf eine ausgeprägte Schwäche der Blasenmuskulatur mit einer Funktionsbeeinträchtigung zurück, besteht eine funktionelle Form. In diesem Fall ist die Harnblase regelrecht überdehnt und „ausgeleiert"; sie kann sich kaum oder gar nicht mehr zusammenziehen und läuft über.

Inkontinenz bei neurogener Detrusorhyperaktivität (früher: Reflexinkontinenz)

Bei dieser Form der Inkontinenz ist die Übertragung von Signalen zwischen Gehirn und Harnblase gestört, sodass das willentlich nicht zu beeinflussende Signal zur Entleerung der Harnblase überwiegt. Dadurch kommt es zu unwillkürlichen Kontraktionen der Blasenwandmuskulatur (Detrusor) mit nachfolgendem Urinverlust. Fehlen die Signale völlig, etwa durch eine komplette Unterbrechung von Nervenbahnen, spürt der Betroffene überhaupt keinen Harndrang mehr: Der Blasenmuskel zieht sich, sobald sich Urin angesammelt hat oder es zu einem zufälligen Reiz (z. B. eine Lageveränderung) kommt, reflexartig zusammen und die Harnröhre öffnet sich, ohne dass eine willentliche Steuerung mehr möglich ist.

Die Ursachen

Ursache sind Schädigungen im zentralen Nervensystem, die dazu führen, dass die Fähigkeit der Harnblase zur willkürlichen Kontrolle beeinträchtigt wird bzw. vollständig erliegt. Dies kann z. B. durch neurologische Erkrankungen (z. B. Multiple Sklerose), einen Tumor oder eine Verletzung des Rückenmarks (Querschnittsyndrom) verursacht werden, doch können auch Hirnleistungsstörungen (z. B. Demenz, Alzheimer-Krankheit oder als Folge eines Schlaganfalls) eine neurogene Detrusorhyperaktivität hervorrufen.

Die extraurethrale Inkontinenz

Als extraurethrale Inkontinenz wird ein Urinverlust außerhalb der Harnröhre bezeichnet. Stattdessen tritt der Harn z.B. aus der Scheide, dem After oder aus zusätzlichen Öffnungen, z.B. seitlich am Penis, aus.

Die Ursachen

Angeborene Formen gehen oft auf Fehlbildungen, z.B. eine Fehlmündung von Harnleiter oder Harnröhre ohne Schließmuskulatur, zurück. Einer erworbenen Form der extraurethralen Inkontinenz liegt meist die Bildung einer Fistel zugrunde: Es hat sich ein röhrenförmiger Gewebegang z.B. zwischen den ableitenden Harnwegen und einem Geschlechtsorgan entwickelt, über den nun der Urin nach außen abfließt. Sowohl die angeborenen als auch die erworbenen Formen der extraurethralen Inkontinenz lassen sich nur auf operativem Wege beheben.

Sonderformen: Nächtliches Einnässen und Harninkontinenz bei Kindern

Mediziner unterscheiden zwischen nächtlichem Einnässen (Enuresis) und kindlicher Harninkontinenz, bei der das Kind vor allem tagsüber Schwierigkeiten mit der Blasenkontrolle hat.

Enuresis

Eine Enuresis liegt vor, wenn ein Kind nach seinem fünften Lebensjahr mindestens zwei Nächte im Monat im Schlaf Urin verliert, ohne dass ein Harnwegsinfekt oder eine andere ursächliche Erkrankung (z.B. Diabetes) besteht. Dagegen ist es bis zum Alter von fünf Jahren aufgrund des kindlichen Reifungsprozesses völlig normal, dass einem Kind hin und wieder Missgeschicke bei der Blasenkontrolle passieren. Manchmal beginnt ein Kind wieder ins Bett zu machen, auch wenn es eine Zeitlang trocken war – in diesem Fall handelt es sich um eine sekundäre Form der Enuresis.

Können psychische Ursachen, wie z.B. Überforderung, Ängste und andere seelischen Belastungen, ebenso wie ungünstige Trinkgewohnheiten (die Haupttrinkmenge wird erst am Abend getrunken) ausgeschlossen werden, kann eine verzögerte Entwicklung das nächtliche Einnässen hervorrufen. So kann z.B. die Kapazität der Blase noch nicht ausreichend ausgebildet sein. Oder der Schlaf ist „zu tief", sodass die Wahrnehmung des Miktionsreflexes gestört ist. Eventuell kommt auch ein Mangel des antidiuretischen Hormons (ADH) infrage, das entscheidend an der Regulierung des Flüssigkeitsvolumens im Körper beteiligt ist; infolgedessen wird in der Nacht übermäßig viel Urin produziert. Im Übrigen tritt eine Enuresis auch familiär gehäuft auf. Mitunter bleibt die Ursache unklar. Trotzdem sollte bei länger bestehendem Bettnässen auf jeden Fall ein Kinderarzt oder ein Urologe aufgesucht werden.

Kindliche Harninkontinenz

Eine kindliche Harninkontinenz wird in den meisten Fällen durch einen Harnwegsinfekt ausgelöst. Ebenso kann sich eine

Überempfindlichkeitsreaktion auf chemische Substanzen, wie sie z. B. in Seifen, Duschgels oder Waschmitteln enthalten sind, als Einnässen äußern. Sehr selten geht eine kindliche Harninkontinenz auf angeborene Fehlbildungen oder entzündliche Erkrankungen des Nervensystems zurück.

Eine häufige Ursache sind psychische Gründe, wie z. B. Störungen in der Eltern-Kind-Beziehung oder eine zu strenge Sauberkeitserziehung. In diesem Fall ist es wichtig, durch behutsame Gespräche die Hintergründe aufzudecken.

Gelegentlich ist der unwillkürliche Urinabgang die Folge eines falschen „Blasentrainings": Wenn Kinder sich antrainiert haben, die Blasenentleerung möglichst lange hinauszuzögern, kann sich die ungünstige Angewohnheit ins Gegenteil verkehren. Diese auch als Lazy-Bladder-Syndrom bezeichnete Störung lässt sich oft nur beheben, indem mit elterlicher Unterstützung systematisch eine Änderung des Toilettenverhaltens vorgenommen wird.

Manchmal liegt der kindlichen Harninkontinenz auch eine überaktive Blase zugrunde, bei der die Steuerung der Blasenkontrolle noch nicht ausgereift ist. Eine Sonderform ist die so genannte Lach- oder Giggle-Inkontinenz (engl. giggle = kichern), bei der sich die Blase schwallartig beim Lachen entleert. Hiervon sind vornehmlich Mädchen betroffen, wobei sich das Phänomen oft das erste Mal im Alter von sieben oder acht Jahren bemerkbar macht und dann meist in der Pubertät von selbst wieder verschwindet. Auch bei der Lach-Inkontinenz wird vermutet, dass die Mechanismen der Blasenkontrolle noch nicht altersgemäß ausgereift sind. Diese Erkenntnis hilft den Betroffenen meist wenig, denn die große psychische und soziale Belastung, die mit der Störung verbunden ist, kann den Kindern so stark zu schaffen machen, dass psychologische Hilfe notwendig ist. Deshalb ist es ratsam, das Problem frühzeitig beim Kinderarzt bzw. Urologen anzusprechen. Ein gezieltes Beckenbodentraining (ab Seite 117) kann die Kontrolle über die Muskulatur schulen und so auch bei Kindern zu einer deutlichen Besserung der Symptomatik beitragen. Ansonsten helfen bei einer überaktiven Blase gegebenenfalls auch Medikamente – ob diese im Einzelfall sinnvoll sind, kann allerdings nur der behandelnde Arzt entscheiden.

Diagnostik bei Verdacht auf Harninkontinenz

Auch wenn die Symptome einer Harninkontinenz meist eindeutig sind, ist die Ermittlung der Ursache für die Festlegung einer erfolgreichen Therapiestrategie von entscheidender Bedeutung. Für eine eindeutige Diagnose ist es unerlässlich, dass Sie engagiert mithelfen, indem Sie Ihre Symptome genau beobachten und dokumentieren sowie Ihre Krankengeschichte niederschreiben. Sie sollten also gut auf den Arztbesuch vorbereitet sein, denn der Arzt wird Ihnen viele Fragen stellen, was Anamnese genannt wird, und Sie danach sorgfältig untersuchen.

Das können Sie selbst tun

Sie wollen sicher erst einmal selbst wissen, ob Ihre Probleme mit dem Harnverlust möglicherweise auf eine Harninkontinenz zurückzuführen sind. Erst wenn Sie dies annehmen können, werden Sie genügend Motivation für einen Arztbesuch verspüren.

Selbsttest: Leide ich unter Harninkontinenz?

Die *International Consultation on Incontinence (ICI)*, ein auf Harninkontinenz spezialisiertes Expertenteam, hat den so genannten ICIQ-Selbsttest entwickelt, der Ihnen mit nur drei einfachen Fragen darüber Aufschluss geben soll, ob Sie möglicherweise an einer Harninkontinenz leiden.

Bei der Beantwortung sollten Sie die vergangenen vier Wochen im Blick haben. Bei jeder Frage dürfen Sie nur ein Kästchen ankreuzen; schließlich müssen Sie die erreichten Punkte zusammenzählen und in die Bewertungstabelle eintragen.

1) Wie oft kommt es bei Ihnen zu unwillkürlichem Harnverlust? (bitte nur ein Kästchen ankreuzen)
○ niemals ⠀⠀⠀⠀⠀⠀⠀⠀⠀⠀⠀⠀⠀⠀⠀ 0 Punkte
○ einmal pro Woche oder seltener ⠀⠀⠀ 1 Punkte
○ zwei- oder dreimal pro Woche ⠀⠀⠀ 2 Punkte
○ etwa einmal täglich ⠀⠀⠀⠀⠀⠀⠀⠀⠀ 3 Punkte
○ mehrmals täglich ⠀⠀⠀⠀⠀⠀⠀⠀⠀⠀ 4 Punkte
○ ständig ⠀⠀⠀⠀⠀⠀⠀⠀⠀⠀⠀⠀⠀⠀⠀ 5 Punkte

2) Wie viel Harn tritt dabei normalerweise aus? (bitte nur ein Kästchen ankreuzen)
○ kein Harn ⠀⠀⠀⠀⠀⠀⠀⠀⠀⠀⠀⠀⠀⠀ 0 Punkte
○ eine geringe Menge ⠀⠀⠀⠀⠀⠀⠀⠀⠀ 2 Punkte
○ eine mittelgroße Menge ⠀⠀⠀⠀⠀⠀⠀ 4 Punkte
○ eine große Menge ⠀⠀⠀⠀⠀⠀⠀⠀⠀⠀ 6 Punkte

3) Wie stark belastet Sie unwillkürlicher Harnverlust in Ihrem täglichen Leben? Markieren Sie eine Zahl zwischen 0 (überhaupt nicht) und 10 (sehr stark):

○ 0 ○ 1 ○ 2 ○ 3 ○ 4 ○ 5 ○ 6 ○ 7 ○ 8 ○ 9 ○ 10 Punkte

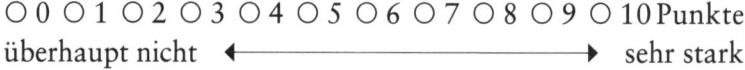

überhaupt nicht ⟵⎯⎯⎯⎯⎯⎯⎯⎯⎯⟶ sehr stark

Zählen Sie nun die Punkte zusammen und ermitteln Sie anhand der folgenden Tabelle, wie stark Sie von Inkontinenz betroffen sein könnten:

○ 0 Punkte   keine Inkontinenz
○ 1–5 Punkte   leichte Inkontinenz
○ 6–10 Punkte   mäßige Inkontinenz
○ 11 und mehr Punkte   starke Inkontinenz

Wenn Sie 0 Punkte haben sollten, können Sie den Fragebogen zur Seite legen und ihn in einigen Monaten erneut ausfüllen. Bei allen anderen Ergebnissen sollten Sie ihn kopieren oder das Ergebnis aufschreiben und unbedingt einen Termin mit Ihrem Arzt vereinbaren. Mit ihm sollten Sie das Ergebnis ausführlich diskutieren. Er wird Sie über Möglichkeiten einer wirksamen Therapie informieren. Beginnen Sie keinesfalls mit einer Selbstmedikation! Auch Trainingsmaßnahmen gegen Inkontinenz sollten Sie mit dem Arzt absprechen.

Zur Vorbereitung auf das Gespräch mit dem Arzt wäre es hilfreich, noch die folgende Frage zu beantworten:

Wann kommt es bei Ihnen zu unwillkürlichem Harnverlust?
(Sie können mehrere Antworten ankreuzen)
○ niemals
○ bevor ich die Toilette erreiche
○ wenn ich lache, niese, huste, springe
○ während ich schlafe
○ wenn ich mich körperlich betätige (z. B. Arbeit, Sport)
○ nach dem Wasserlassen, wenn ich wieder angezogen bin
○ ohne ersichtlichen Grund
○ ständig

Geben Sie dem Arzt auch diese Fragen mit Ihren Antworten. Er bekommt damit einen ersten Hinweis auf die Form Ihrer Harninkontinenz.

Miktionstagebuch führen

Wenn nach der Beantwortung des ICIQ-Fragebogens der Verdacht naheliegt, dass Sie an einer Harninkontinenz leiden, und/oder wenn dies auf Grund der Symptome wahrscheinlich ist, können Sie vor dem Arztbesuch noch wertvolle Informationen über die Flüssigkeitszufuhr und deren Ausscheidung sowie über die Inkontinenz-Episoden (so nennt man die einzelnen unwillkürlichen Harnabgänge) dokumentieren. Dazu führt man ein so genanntes Miktionstagebuch, wobei der Fachbegriff Miktion für Blasenentleerung steht.

Vom Arzt werden Sie vorgedruckte Formulare bzw. ein ganzes Büchlein bekommen, in das Sie Woche für Woche schreiben, wie oft und wann Sie auf der Toilette waren, wie dringend der Harndrang war, wie viel Harn dort ordnungsgemäß abgegangen ist, wie oft und wann Sie einen unfreiwilligen Harnabgang hatten, wie viel das ungefähr gewesen ist, wann Sie wie viel getrunken haben usw. Für den ersten Arztbesuch finden Sie hier ein Schema, in das Sie solche Daten eintragen können. Der Beobachtungszeitraum sollte mindestens eine Woche umfassen. Mit diesem Dokument werden die Fragen des Arztes leichter zu beantworten sein und er kann sich schon zu Beginn des Gesprächs einen guten Überblick verschaffen.

Stärke der Inkontinenz-Episode:

+   wenig Harn ausgetreten
++   mehr Harn ausgetreten
+++   komplette Entleerung der Blase

Stärke des Harndrangs:

×   nicht dringend
× ×   musste innerhalb weniger Minuten auf die Toilette
× × ×   musste alles unterbrechen und sofort zur Toilette

	Ausscheidung von Flüssigkeit auf Toilette (ca. in ml)	Wann erfolgte die Inkontinenz-Episode (= unwillkürlicher Harnabgang)?	Stärke der Inkontinenz-Episode + ++ +++	Stärke des Harndrangs x xx xxx	Aufnahme von Flüssigkeit (in ml)	Getränke-art	Aufnahme besonders wasserhaltiger Speisen (wenn möglich in ml)	Kommentar
01:00								
02:00								
03:00								
04:00								
05:00								
06:00								
07:00								
08:00								
09:00								
10:00								
11:00								
12:00								
13:00								
14:00								
15:00								
16:00								
17:00								
18:00								
19:00								
20:00								
21:00								
22:00								
23:00								
24:00								

Kommentar:
Hier vermerken Sie die Ereignisse, für die in der Tabelle keine eigene Spalte vorgesehen ist (z. B. Kleidung oder Vorlage nach Harnabgang gewechselt, zu Bett gegangen, aufgestanden).

Frühzeitig einen spezialisierten Arzt aufsuchen

Wie schon in Zusammenhang mit der Bewertung des Fragebogens erwähnt, sollten Sie bei Anzeichen einer Inkontinenz Ihren Hausarzt oder aber einen spezialisierten Arzt, wie einen Urologen und Gynäkologen, aufsuchen.

Wie sollte ich mich auf den Arztbesuch vorbereiten?

Denken Sie daran, dass der Arzt Ihnen helfen will und die manchmal unangenehmen Fragen nur zu Ihrem Wohle stellt. Versuchen Sie, Ihr Schamgefühl ihm gegenüber vollkommen zu überwinden, denn er muss alles wissen, was im Zusammenhang mit Ihrer Inkontinenz wichtig sein kann. Gerade Männer müssen sich meistens überwinden, Offenheit zu zeigen und eine manuelle Untersuchung der Genitalregion über sich ergehen zu lassen. Für Frauen ist dies auch nicht leicht, aber immerhin haben sie in der Regel jahrelange Erfahrung mit dem Frauenarzt, was ihnen hilft, auch bei diesem heiklen Tabuthema das Schamgefühl abzulegen.

ICIQ-Fragebogen und Miktionstagebuch mitnehmen

Ein guter Anfang, sich auf die Situation einzustellen, ist schon gemacht, denn Sie haben sich bereits selbst mit Ihrer Situation konstruktiv auseinandergesetzt, indem sie den Selbsttest-Fragebogen ausgefüllt und ein erstes Miktionstagebuch angefertigt haben. Diese Dokumente nehmen Sie also zum Arztbesuch mit und legen Sie am Anfang der Besprechung vor. Dies wird die Besprechung sehr erleichtern und die Hemmschwelle, darüber zu reden, wird schon weniger hoch sein.

Fragenliste vorbereiten

Sicherlich werden Sie selbst viele Fragen im Zusammenhang mit Ihrer Inkontinenz auf der Zunge haben. Erfahrungsgemäß gerät ein Teil davon während einer Besprechung mit dem Arzt in Vergessenheit, weil Sie damit ausgelastet sind, den Fragen und den Ausführungen des Arztes zu folgen. Deshalb sollten Sie alle Fragen, die Ihnen in den Tagen vor dem Arztbesuch einfallen, sofort aufschreiben. Diese Liste nehmen Sie mit und haben auch keine Hemmungen, sie während der Besprechung zu Rate zu ziehen.

Krankengeschichte niederschreiben

Es ist fast unmöglich, aus dem Stegreif seine Krankengeschichte zu erzählen, wenn man auf eine Reihe von Erkrankungen zurückblicken muss. Es kommt doch einiges zusammen – und wer kann sich als Laie schon die Namen der Medikamente merken, die irgendwann eingenommen wurden? Deshalb suchen Sie sich zu Hause in Ruhe alle Dokumente zusammen, aufgrund derer Sie Ihre Krankengeschichte rekonstruieren können. Nur wenn Sie vorhaben, wegen Ihrer Inkontinenz zuerst Ihren langjährigen Hausarzt zu konsultieren, haben Sie dieses Problem nicht, denn er müsste ja mit Ihrer Krankengeschichte vertraut sein. Aber es schadet trotzdem nicht, sich damit einmal intensiv zu befassen, weil Sie diese Arbeit ja nie mehr ganz von vorne machen müssen, sondern nur Aktualisierungen anfügen müssen.

Wenn Sie nun darüber nachdenken, was in einer Krankengeschichte stehen sollte, dann richten Sie sich nach der folgenden Liste:

Symptome und Beginn der Harninkontinenz
Versuchen Sie sich so genau wie möglich zu erinnern, wann Sie das erste Mal einen unwillkürlichen Harnabgang erleben mussten. Beschreiben Sie auch die Art und Weise des Harndrangs und ggf. die Beschwerden beim Wasserlassen.

Schwangerschaften
Sie gelten als eine der Hauptursachen für eine Harninkontinenz, weshalb es wichtig ist darzustellen, wie viele Kinder Sie geboren haben, wie viele Geburten vaginal (durch die Scheide) oder mit Kaiserschnitt verliefen und ob bei einer vaginalen Geburt offensichtliche Schäden am Beckenboden verursacht wurden, wie vor allem ein Dammriss oder Dammschnitt.

Krankheiten
Führen Sie alle Krankheiten auf, die über einen grippalen Infekt hinausgehen. Überlassen Sie es dem Arzt zu entscheiden, welche Erkrankungen er für relevant hält. Auch Entzündungen dürfen nicht fehlen.

Operationen
Der Fokus liegt auf Operationen im Beckenbereich, aber führen Sie hier auch alle anderen Operationen auf, an die Sie sich erinnern können. Denn es schadet ja nicht, wenn Ihre OP-Liste komplett ist, auch wenn Ihnen manche Dinge als nicht wichtig erscheinen sollten.

Verletzungen
Knochenbrüche sollten vollständig in der Liste erfasst sein, aber auch schwerere Verletzungen, insbesondere im Genital- und Analbereich, dürfen nicht fehlen. Sollten Sie Probleme mit der Wundheilung gehabt haben, müssen Sie dies erwähnen.

Medikamente

Sollten Sie zu den Menschen gehören, die alle Reste von Medikamenten einlagern, obwohl diese längst abgelaufen sind, dann haben Sie es mit diesem Teil der Liste leicht: Sie brauchen die Namen der Medikamente einfach nur abzuschreiben. Andernfalls werden Sie sich wohl auf die letzten Jahre beschränken müssen. Vergessen Sie ggf. nicht die Dauermedikamente, die Ihnen beispielsweise für eine chronische Erkrankung verschrieben werden. Auch die empfängnisverhütenden Medikamente, die Sie evtl. nehmen oder lange genommen haben, sollten nicht fehlen. Tipp: Wenn Sie privat versichert sind, haben Sie vielleicht noch die Kopien Ihrer eingereichten Rezepte, von denen Sie die Medikamentennamen übernehmen können.

Mobilität

Zur Planung der Therapie ist es für den Arzt wichtig zu wissen, wie es um Ihre körperliche Beweglichkeit bestellt ist. Vor allem sollten Sie Angaben darüber machen, ob Sie noch gut zu Fuß sind und ob Sie in der Lage wären, beispielsweise ein Beckenbodentraining zu absolvieren.

Sexualaktivität

Die Frage nach dem Sexualleben zählt wohl zu den heikelsten Fragen im Verlauf einer Anamnese. Doch dies ist insbesondere bei einer Harninkontinenz ein wichtiger Bereich, denn die Geschlechtsorgane stehen sowohl bei der Frau als auch beim Mann in unmittelbarem örtlichem bzw. funktionalem Zusammenhang mit den Harnorganen. Ein aktives und erfülltes Sexualleben ist immer ein gutes Zeichen für die Gesundheit des gesamten Organismus, vor allem aber für die Gesundheit der Harn- und Geschlechtsorgane. Bereiten Sie sich auf diesen Teil des Gesprächs mental gut vor, sodass Sie in der Lage sind, trotz der für Sie vielleicht unangenehmen Situation eine objektive Darstellung geben können.

Menopause mit Beschwerden

Wenn Sie in den Wechseljahren sind, interessiert sich der Arzt auch dafür, ob Sie Wechseljahresbeschwerden haben. Er möchte zudem wissen, ob Sie Hormonsubstitution bekommen, das heißt, ob Sie Hormone oder Hormonersatzpräparate einnehmen. Dies könnte auch der Fall sein, wenn Sie die Wechseljahre bereits hinter sich gelassen haben.

Berufliche Tätigkeit und soziales Umfeld

Bereiten Sie sich auch auf Fragen nach Ihrer beruflichen Tätigkeit vor. Interessant ist für den Arzt dabei, wie stark Ihr Beruf auf Ihre Gesundheit negativen Einfluss nehmen könnte bzw. konnte. Mit dem sozialen Umfeld sind Ihre familiären Verhältnisse und freundschaftlichen Beziehungen gemeint, denn eine intakte Familiensituation und ein netter Freundeskreis sind gut für die Psyche. Es ist erwiesen, dass Therapieerfolge häufig mit einer positiven Lebenseinstellung der Patienten in engem Zusammenhang stehen. Deshalb ist die Frage des Arztes nach dem „mentalen Zustand", wie es in der Fachsprache heißt, von größerer Bedeutung.

Ärztliche Diagnostik (urogynäkologische Diagnostik)

Die ärztliche Diagnostik beginnt vor allem mit einem ausführlichen Gespräch beim Arzt, der so genannten Anamneseerhebung, und setzt sich mit verschiedenen Untersuchungen fort, bis ein gesicherter Befund vorliegt. Grob unterschieden wird die ärztliche Diagnostik in eine Basisdiagnostik, die Sie bei Ihrem Hausarzt oder auch bei einem Facharzt (Urologe oder Gynäkologe) vornehmen lassen können, und in eine erweiterte Diagnostik, die wegen der speziellen Geräteausstattung bei einem Urologen stattfinden sollte.

Die Basisdiagnostik

Die Basisdiagnostik der Harninkontinenz umfasst im Allgemeinen die gezielte Anamnese, eine sorgfältige Untersuchung, die Urinuntersuchung, die Auswertung des Blasentagebuchs und des Miktionsprotokolls sowie eine Restharnmessung. Der Arzt möchte zunächst das Ausmaß der Harninkontinenz beurteilen und deren Form differenzieren können. Weiter sollten bereits die Faktoren erfasst werden, die die Harninkontinenz beeinflussen oder verursachen. Das Ziel der Basisdiagnostik ist es, eine weitgehende Differenzierung zwischen den Formen der Harninkontinenz zu erreichen und damit erste Therapieschritte zu planen. Zudem sollte geklärt werden, ob bei Ihnen eine weiterführende Diagnostik infrage käme.

Die differenzierte Anamneseerhebung

Eine gezielte Anamnese gilt als das wichtigste Instrument der Basisdiagnostik. Sie wird „gezielt" genannt, weil sie schwerpunktmäßig Ihre Harninkontinenz im Visier hat und nicht den Gesundheitszustand Ihres Gesamtorganismus. Die Ärzte gehen in der Regel nach standardisierten, also vergleichbaren Fragebögen vor. Das heißt, dass jeder Patient die gleichen Fragen in der gleichen Reihenfolge gestellt bekommt. Der Arzt wird dementsprechend viele Fragen stellen, um sich Schritt für Schritt ein objektives Bild über Ihre Inkontinenz machen zu können. Das hat für Sie den Vorteil, dass Sie nicht unbedingt von sich aus frei über Ihren Gesundheitszustand referieren müssen. Sie sind zudem gut darauf vorbereitet, weil Sie sich mit Ihrer Krankheit bereits vor dem Arztbesuch auseinandergesetzt haben, indem Sie einen Fragebogen ausgefüllt und ein Miktionstagebuch begonnen haben.

Miktionsanamnese

Mit dem Begriff „Miktion" wird in der medizinischen Fachsprache die Ausscheidung von Flüssigkeit aus der Harnblase benannt. Die Miktionsanamnese umfasst sowohl die Häufigkeit und die Menge der Harnausscheidung auf der Toilette als auch der Harnabgänge während der Inkontinenz-Episoden am Tag und in der Nacht. Weiterhin wird nach der Körperhaltung während der Miktion, nach evtl. vorhandenen Startschwierigkeiten und nach der Qualität des Harnstrahls gefragt.

Trinkanamnese

Die Ausscheidung von Flüssigkeit hängt bekanntlich insbesondere von der aufgenommenen Menge an Flüssigkeit ab. Deshalb wird auch darüber genau Buch geführt: Zeitpunkt und Menge der aufgenommenen Flüssigkeit müssen lückenlos dokumentiert werden. Es sind aber nicht nur Getränke zu berücksichtigen, sondern auch Speisen mit hohem Flüssigkeitsanteil, wie vor allem Suppen und Eintöpfe, aber auch Obst. Bei Suppen können Sie die Menge recht gut bestimmen, dagegen müssen Sie bei Obst den Flüssigkeitsgehalt abschätzen.

Fragen nach funktionellen Fähigkeiten und Defiziten

Für den Arzt ist es wichtig, einen Überblick darüber zu erlangen, inwieweit Ihre funktionellen Fähigkeiten für bestimmte Therapiemaßnahmen ausreichen. Denn insbesondere bei älteren Menschen sind mehr oder weniger ausgeprägte Defizite nicht selten. Aber auch bei Jüngeren sind Fragen nach dem Gewicht, der Sehkraft und dem Hörvermögen, der Mobilität sowie nach körperlicher Bewegung bzw. sportlicher Tätigkeit sinnvoll.

Klärung der Inkontinenzform

Mit der Bearbeitung des ICIQ-Fragebogens vor dem Arztbesuch haben Sie bereits aufschlussreiche Antworten gegeben, die einen ersten Hinweis auf die Form Ihrer Harninkontinenz geben. Der Arzt wird Ihnen dazu weitere Fragen stellen, deren Beantwortung häufig die sichere Zuordnung zu einer der Formen ermöglichen wird. Dazu werden Sie detaillierte Antworten in Bezug auf die Umstände des Harndrangs und des unwillkürlichen Harnverlusts geben sollen. Auch werden Fragen nach der Tätigkeit, mit der Sie kurz vor oder während der Inkontinenz-Episode beschäftigt waren, nicht fehlen.

Medikamentenanamnese

Für die Medikamentenanamnese haben Sie sich im Vorfeld des Arztbesuchs gut vorbereitet, indem Sie eine Liste der Medikamente erstellt haben, die Sie derzeit einnehmen und/oder in den vergangenen Jahren einnahmen. Darüber einen Überblick zu gewinnen ist auch bei jüngeren Patienten sinnvoll, vor allem wenn sie Hormone oder Hormonersatzpräparate einnehmen. Aber insbesondere bei älteren Patienten, die häufig viele Medikamente einnehmen müssen, spielt die Medikamentenanamnese eine besonders wichtige Rolle, weil durch bestimmte Medikamente die Funktion des Harnblasenmuskels Detrusor und des Schließmuskels sowie deren zentrale Steuerung nachteilig beeinflusst werden können.

Alpha- und Betablocker wie Tamsulosin, Labetolol u.a. verursachen nur in der Theorie eine Inkontinenz. Vielmehr hat sich gezeigt, dass die prostataselektiven Alphablocker im

Gegenteil eine durch eine gutartige Prostatavergrößerung hervorgerufene Dranginkontinenz sogar verbessern können.

Medikamente, die Inkontinenz verursachen können		
Substanz	Wirkungsweise	Typ der Harninkontinenz
Blasensedativa • Anticholinergika • Trizyklische Antidepressiva	verursachen nicht komplette Blasenentleerungen	Überlaufinkontinenz
Blasenstimulanzien • Cholinergika • Koffein	erhöhen die Erregbarkeit des Detrusors	Dranginkontinenz
Sedativa • Antihistaminika • Antidepressiva • Antipsychotische Substanzen • Tranquilizer • Hypnotika	reduzieren die Sensibilität; stören das Blasenfüllungsgefühl	Dranginkontinenz, Überlaufinkontinenz
Verschiedene • Alkohol, Drogen (Halluzinogene)	Reduktion der zentralen Inhibition (Hemmung)	Dranginkontinenz, Enuresis
• Schleifendiuretika	erhöhen die Blasenfüllungsrate	Dranginkontinenz
• Lithium	Polydipsie (krankhaft gesteigertes Durstgefühl)	Dranginkontinenz

Schleifendiuretika können eine Dranginkontinenz durch eine Erhöhung der Flüssigkeitsausscheidung zwar verstärken, doch verursachen sie diese Form der Inkontinenz nicht.

Stuhlanamnese

Auch wenn Sie nach Ihrer Einschätzung keine Probleme mit dem Darm haben, ist der Arzt verpflichtet, darauf einzugehen. Denn häufig treten Blasenentleerungsstörungen in Kombination mit einer Darmfunktionsstörung auf. Eine größere Ansammlung von Stuhl im Rektum, also eine „Verstopfung", könnte nämlich zu einer erschwerten Blasenentleerung führen bzw. eine solche verstärken. Darüber hinaus kann das bei einer Verstopfung ausgeübte starke Pressen beim Stuhlgang den Beckenboden schwächen.

Anamnese der Operationen

In der Regel hat man keine endlose Liste von operativen Eingriffen vorzuweisen, sodass dieser Teil der Anamnese schnell erledigt werden kann. Haben Sie allerdings Operationen im kleinen Becken hinter sich, wird das den Arzt sehr interessieren. Denn beispielsweise bei einer Rektumresektion, also bei der Entfernung eines Teils des Darmes, einer Entfernung der Gebärmutter oder der Prostata können durchtrennte Nerven oder eine Verletzung des unteren Harntraktes sowohl die Ursache für Harnblasenentleerungsstörungen als auch für eine Harnspeicherstörung sein.

Gynäkologische Anamnese

Um bei einer Frau eine gründliche Anamnese der Harninkontinenz durchzuführen, sind auch gynäkologische Fragestellungen erforderlich. Dies ist für Frauen deshalb häufig unproblematisch, weil sie dies durch viele Frauenarztbesuche gewöhnt sind und zudem diese Basisuntersuchung häufig beim

Gynäkologen durchführen lassen. Hier wird vor allem nach der Anzahl von Schwangerschaften, nach den Umständen der Geburt Ihrer Kinder und nach Komplikationen während der Schwangerschaft und der Geburt gefragt werden. Von Interesse ist auch, ob Sie derzeit beschwerdefrei sind oder ob Sie ggf. unter Wechseljahresbeschwerden leiden bzw. andere gynäkologische Probleme haben. Auch Fragen nach ihrem Sexualleben sollten Sie ohne Scheu objektiv beantworten.

Anamnese der Erkrankungen

Ihre vorbereitete Liste umfasst alle Erkrankungen, an die Sie sich noch erinnern können. Der Arzt wird die Liste durchgehen, letztendlich aber ggf. solche Erkrankungen näher beleuchten wollen, die eine potenzielle Auswirkung auf den unteren Harntrakt aufweisen.

Bisherige Versorgung der Inkontinenz

Der Arzt wird Sie auch fragen, ob Sie wegen Ihrer Inkontinenz schon Hilfsmittel benützen oder selbstständig Therapiemaßnahmen gegen die Erkrankung eingeleitet haben. Auch wenn es Ihnen unangenehm sein sollte, evtl. den Fehlschlag eines solchen Selbsttherapieversuches einzugestehen, müssen Sie davon trotzdem offen und ausführlich berichten.

Lebensqualität und Leidensdruck

Der psychische Aspekt einer Inkontinenz wird nicht übersehen werden. Deshalb wird der Arzt Fragen hinsichtlich Ihres Leidensdrucks stellen. Denn für die Planung der Therapie ist es wichtig, ob Sie die Begleiterscheinungen der Inkontinenz schon schier zur Verzweiflung treiben oder ob Sie einer längerfristigen Therapie ruhig ins Auge sehen können. Ist Ersteres der Fall, sollten die Therapiemaßnahmen zeitlich forciert werden, um den großen Leidensdruck schnell lindern zu können, auch wenn diese Maßnahmen vielleicht unangenehmer sind. Auch die Fragen des Arztes nach Ihrem sozialen Umfeld, also nach Ihrer Familie, nach Ihrem Berufsleben und nach Freunden, sind für die Planung einer effektiven Therapie von Bedeutung.

Auswertung des Miktionstagebuches

Bei Ihrem ersten Arztbesuch wegen Ihrer Inkontinenz haben Sie noch wenig Erfahrung mit dem Führen eines Miktionstagebuches. Sie haben als Vorbereitung des Arztbesuches ein provisorisches Tagebuch geführt, ohne von einem Arzt darin eingewiesen worden zu sein. Die Auswertung des von Ihnen vorgelegten provisorischen Miktionstagebuches geschieht dadurch, dass der Arzt Ihre Eintragungen mit Ihnen durchsprechen wird. Dabei bekommen Sie Rat, wie Sie es noch aussagekräftiger führen können. Er wird Ihnen anschließend anhand des Miktionstagebuches, das Sie von ihm bekommen werden, zeigen, wie Sie es in Zukunft führen sollten. Denn das Miktionstagebuch wird Sie während der gesamten Therapie begleiten. Es ist für den behandelnden Arzt wichtig, weil er darin Therapiefortschritte erkennen kann. Für Sie ist es zusätzlich ein Ansporn, sich mithilfe der genauen Buchführung mit Ihrer Inkontinenz auseinanderzusetzen, sie beherrschen zu lernen und sie letztendlich in Zusammenarbeit mit den Ärzten zu überwinden.

Die Ultraschalluntersuchung

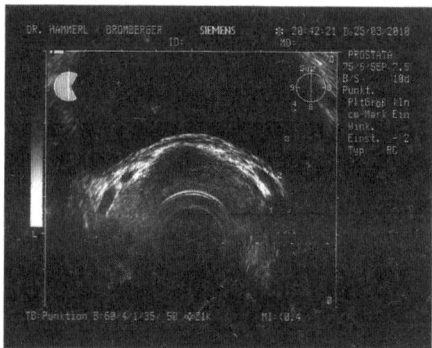

Einen guten Überblick gibt diese transrektale (über den Enddarm durchgeführte) Ultraschalluntersuchung (TRUS) beim Mann: Oben ist die uringefüllte Blase (große schwarze Fläche) zu erkennen, darunter die Samenblasen (kleine schwarze Streifen mit weißem Rand) und weiter darunter die Prostata (bogenförmige graue Fläche). Die halbrunde tiefschwarze Fläche am Boden stellt den Schallkopf dar.

Verfügt der Arzt über ein Ultraschallgerät, so wird er bei Ihnen eine Sonographie (Ultraschalluntersuchung) vornehmen. Sie ist eine häufig genutzte Methode, beispielsweise bei der Untersuchung des ungeborenen Kindes, und nebenwirkungs- und schmerzfrei.

Vor der Ultraschalluntersuchung werden Sie gebeten, auf der Toilette Ihre Blase zu entleeren. Bei der direkt anschließenden Untersuchung stellt der Arzt anhand des Ultraschallbildes fest, ob sich bei Ihnen nach dem Wasserlassen noch Restharn in Ihrer Blase befindet. Ist dies der Fall, kann man daraus schließen, dass sich Ihr Blasenmuskel nicht vollständig zusammenzieht oder dass der Abfluss des Harns aus der Blase behindert wird. Zudem kann die Struktur von Blase, Prostata und Nieren begutachtet werden.

Bei der Diagnostik der Harninkontinenz wird der Schallkopf nicht nur auf den Bauch, sondern bei Frauen auch direkt auf den Scheideneingang aufgesetzt, um Harnröhre und Blase sowie den Beckenbodenmuskel darzustellen. Außerdem besteht die Möglichkeit, durch dynamische Untersuchungen Abläufe bei bestimmten Vorgängen unmittelbar zu beobachten und damit die Diagnose optimieren zu können. Zu diesem Zweck werden Sie während der Untersuchung eventuell zum Pressen bzw. Zusammenkneifen des Beckenbodenmuskels aufgefordert.

Die Urinuntersuchung

Durch die Untersuchung des Urins kann festgestellt werden, ob eine durch Bakterien verursachte Entzündung der Blase und/oder der ableitenden Harnwege für eine Dranginkontinenz verantwortlich ist. Die Untersuchung sollte mit dem so genannten Mittelstrahlurin durchgeführt werden, um eine Verunreinigung des Urins mit Bakterien vom Bereich des Harnröhrenausgangs verhindern zu können. Praktisch heißt das, dass Sie bei der Füllung des Bechers zuerst etwas Urin in die Toilette abfließen und dann, ohne zu unterbrechen, den Urin in den Becher laufen lassen.

Eingehende körperliche Untersuchung

Eine allgemeine körperliche Untersuchung ist unerlässlich für eine umfassende Diagnostik. Für Frauen unterscheidet sich der Untersuchungsvorgang kaum von der gewohnten gynäkologischen Untersuchung, dagegen empfinden viele Männer eine solche Untersuchung als höchst unangenehm. Trotzdem sollten sich auch die Männer dazu überwinden, wenn als Preis für die Unannehmlichkeiten ein Leben ohne Inkontinenz in Aussicht steht.

Die körperliche Untersuchung bei Harninkontinenz umfasst eine Untersuchung des äußeren Genitals. Damit kann eine extraurethrale Harninkontinenz, die beispielsweise durch Fisteln hervorgerufen wird, schon häufig erkannt werden. Der Arzt wird Sie während der Untersuchung auffordern zu husten, um Muskelreflexe und/oder einen Harnabgang festzustellen. Bei Frauen kann durch die vaginale Untersuchung eindeutig eine Senkung oder ein Vorfall der Gebärmutter und der Scheide diagnostiziert werden. Zudem ermöglicht eine bimanuelle Untersuchung (gleichzeitiges Abtasten von innerhalb der Scheide und von außen) eine Beurteilung der Beckenbodenmuskulatur.

Die rektale Untersuchung (durch den After) dient bei der Frau entweder als Ersatz oder als Ergänzung der vaginalen Untersuchung. Sie ermöglicht das Abtasten der Rückseite der Gebärmutter, der Bindegewebsstrukturen des Beckenraumes, von Teilen des Beckenbodens, der Trennwand zwischen Scheide und Mastdarm, der Kreuzbeinhöhlung und des Douglas'schen Raumes (Raum zwischen Gebärmutter und Mastdarm).

Beim Mann werden durch die rektale Untersuchung vor allem Größe, Form, Abgrenzbarkeit, Druckschmerz, Konsistenz (Beschaffenheit), Knoten und Verhärtungen sowie Fluktuation (Flüssigkeitsbewegung) der Prostata ertastet.

Die erweiterte Diagnostik

Stehen die Untersuchungsergebnisse der Basisdiagnostik und die geschilderten Symptome nicht im Einklang miteinander, aber auch in allen Fällen, in denen eine operative Therapie geplant ist, sollte eine erweiterte Diagnostik eingeleitet werden, die wegen der speziellen Praxisausstattung und der erforderlichen Spezialisierung am besten beim Urologen erfolgt.

Die Blasen- und Harnröhrenspiegelung (Urethrozystoskopie)

Eine weitergehende Beurteilung der Harnblasenwand und der Harnröhre bzw. der Prostata wird durch die Blasen- und Harnröhrenspiegelung ermöglicht. Als Ergänzung zur urodynamischen Untersuchung (siehe Seite 84) kann auf diesem Weg eine Verengung der Harnröhre (infravesikale Obstruktion) diagnostiziert werden. Weiter kann die Harnblasenschleimhaut genau untersucht und der Verdacht einer Fistelbildung bestätigt werden, wobei auch die genaue Lage der Fistel lokalisiert wird. Zudem kann auch ein Tumor oder ein Blasenstein als mögliche Ursache einer Drangsymptomatik bzw. einer Dranginkontinenz mit der Blasenspiegelung ausgeschlossen werden.

Die Blasen- und Harnröhrenspiegelung stellt eine alternative, der individuellen Situation angepasste Diagnostikmethode dar, die bei einem konkreten Verdacht bestätigende Ergebnisse liefern kann. Auch im Rahmen der Planung einer Operation bei Überlaufinkontinenz, bei Belastungsinkontinenz oder bei Hinweisen auf eine extraurethrale Inkontinenz ist sie ein effektives Diagnosemittel.

Die Untersuchung findet mithilfe eines Gleitgels, das eine örtlich betäubende Wirkung aufweist, statt, sodass Sie kaum Schmerzen zu befürchten haben. In diesem Fall sind Frauen wegen der Kürze der Harnröhre im Vorteil, wohingegen bei Männern die Einführung des zwar dünnen, aber langen und flexiblen Zystoskops durchaus beunruhigend erscheinen mag, aber trotzdem eine nur geringe Schmerzbelastung mit sich bringt.

Die urodynamische Diagnostik

Bei der urodynamischen Diagnostik handelt es sich um Funktionsmessungen der Harnblase. Die gesamte Untersuchung kann bis zu einer Stunde dauern.

Harnstrahlmessung (Uroflowmetrie)

Eine Harnflussmessung wird durchgeführt, wenn die Blasenentleerung gestört ist. Eine Blasenentleerungsstörung liegt vor, wenn vermehrtes Wasserlassen (Pollakisurie), schmerzhaftes Wasserlassen (Algurie) oder erschwertes Wasserlassen (Dysurie) beobachtet wird. Die Harnflussmessung ist eine der häufigen Untersuchungen beim Urologen. Will man eine zuverlässige Messung durchführen, muss die Harnblase bei der Untersuchung mit mindestens 150 ml gefüllt sein. Deshalb sollten Sie vor der Untersuchung die Blasenentleerung bis zum Verspüren eines deutlichen Harndranges hinauszögern. Nun müssen Sie auf einer Spezialtoilette in den großen Trichter des Geräts urinieren, bis die Harnblase vollständig geleert ist. Weitere Unannehmlichkeiten gibt es bei dieser Untersuchung nicht.

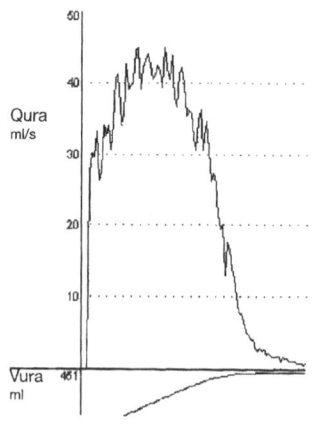

Die Auswertung der Uroflowmetrie stellt einen Normalbefund dar: Die Kurve des Harnstrahls weist einen starken Anstieg zu Beginn des Wasserlassens auf, der Strahl bleibt stark und fällt dann zum Ende der Miktion wieder in einer steilen Kurve ab.

Die Menge des entleerten Harns sollte mehr als 150 Milliliter betragen, um eine aussagekräftige Beurteilung geben zu können. Häufig wird anschließend eine Ultraschalluntersuchung durchgeführt, um einen möglicherweise vorhandenen Restharn genau messen zu können.

Bei der Harnflussmessung werden die Gesamtmenge des entleerten Harns, der größtmögliche Harnfluss und die Dauer der Blasenentleerung gemessen. Um zu vergleichbaren Ergebnissen bei der Bewertung der Kurvenform zu gelangen, legt der Arzt eine „Normalkurve" zugrunde. Weicht die tatsächliche Kurvenform von dieser idealen Kurve ab, so gibt die tatsächliche Form der dargestellten Kurve dem Facharzt Hinweise auf bestimmte Krankheitsbilder. Beispielsweise sprechen für eine gutartige Vergrößerung der Prostata ein verzögerter Anstieg der Kurve und ein verminderter Kurvengipfel sowie ein verzögerter Abfall in der zweiten Hälfte der Blasenentleerung. Kann dagegen ein steiler Anstieg der Kurve mit einem sägenartigen niedrigen Plateau abgelesen werden, könnte eine Harnröhrenverengung vorliegen.

Harnblasendruckmessung (Zystometrie)

Mit einer Zystometrie, die in der Regel Bestandteil der urodynamischen Untersuchung ist, wird der Blasendruck gemessen. Wichtig ist, dass die Blase sehr langsam gefüllt wird, um eine Überdehnung zu vermeiden. Denn eine Überdehnung während der Blasenfüllung würde die Ergebnisse der folgenden Druck-Flow-Analyse verfälschen. Die Zystometrie vermittelt Erkenntnisse über die Sensibilität und über die Dehnbarkeit der Blase. Der Füllungszustand bei großem Harndrang oder bei einem unwillkürlichen Harnabgang gibt Auskunft über die Kapazität der Blase.

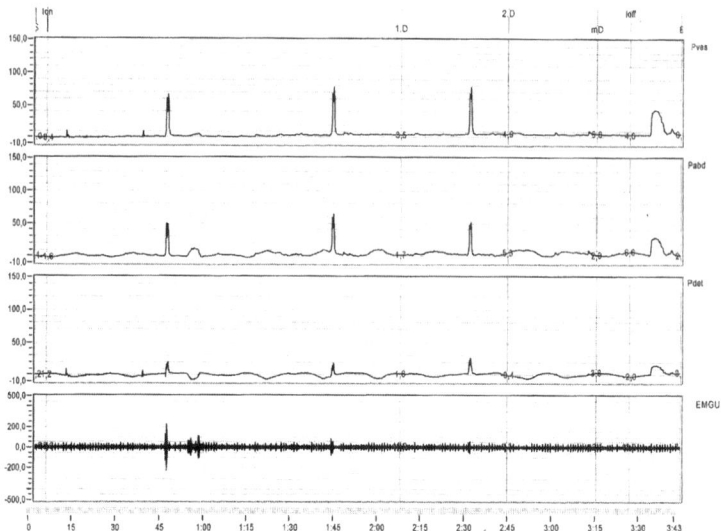

Es handelt sich bei dieser Auswertung der Zystometrie um einen Normalbefund. Die Zacken entsprechen den Hustenstößen und die Erhebung am Ende der Messung entspricht dem Beginn der Miktionsphase. Der Detrusordruck ist normal oder eher niedrig, was aber bei Frauen häufiger zu beobachten ist.

Die Untersuchung wird mit leerer Blase begonnen. Zunächst wird ein kleines Druckmessgerät schmerzlos in den Darm eingeführt. Dann führt der Arzt über die Harnröhre einen dünnen Katheter in die Blase ein, über den die Blase anschließend langsam mit körperwarmem Wasser gefüllt wird. Während der Füllung wird der ansteigende Druck gemessen und aufgezeichnet.

Weisen Sie eine normale Blasenfunktion auf, so verspüren Sie als Frau etwa bei einer Füllung von 150 Millilitern erstmals, dass sich die Blase füllt. Sie haben aber noch nicht den Wunsch nach einer Blasenentleerung. Der Arzt wird Sie für seine Dokumentation nach Ihrem Befinden fragen, denn Sie sollen Ihre subjektiven Eindrücke zu den jeweiligen Füllständen schildern. Wie gesagt, spüren Sie normalerweise die Füllung der Blase bei 150 bis 200 Millilitern Blaseninhalt, und zwischen 350 und 550 Millilitern kommt es in der Regel zu einem starken, nahezu unerträglichen Harndrang, wobei die Männer im oberen Bereich, die Frauen eher im Normalbereich liegen. Allerdings kommt es auf Körpergröße und Körpergewicht an.

Ist die Blase komplett gefüllt, werden Sie veranlasst, die Blase zu entleeren. Die dabei auftretenden Druckschwankungen werden ebenfalls aufgezeichnet (Druck-Flow-Analyse). Gleichzeitig mit diesen Messungen überträgt der Druckmesser im Darm kontinuierlich die Druckverhältnisse im Bauchraum. Nun kann festgestellt werden, welcher Anteil des Harndrucks von der Muskulatur der Blase und welcher von der Bauchmuskulatur ausgeht.

Im Einzelnen werden bei der Zystometrie der Urinflow, das Harnflussvolumen, das Infusionsvolumen, der Detrusordruck (Druck des „Austreibermuskels"), der Harnblasendruck und der abdominelle Druck (im Bauchraum) gemessen. Der normale Ablauf zeigt in der Aufzeichnung während der Füllphase fortwährend niedrigen Blasendruck, bei Beginn der Blasenentleerung ohne Bauchpresse einen guten Flow von über 20 Millilitern pro Sekunde und einen maximalen Detrusordruck bei Frauen von niedriger als 60 und bei Männern niedriger als 80 cm H_2O.

Harnröhrendruckprofil und Beckenboden-EMG

Das *Harnröhrendruckprofil* wird in Ruhe und bei Belastung (Stressprofil) erstellt, wobei die Belastung durch Husten simuliert wird. Es dient vor allem der Diagnose einer Belastungsinkontinenz. Sie brauchen auch vor dieser Untersuchung keine Angst zu haben, denn sie ist schmerzfrei.

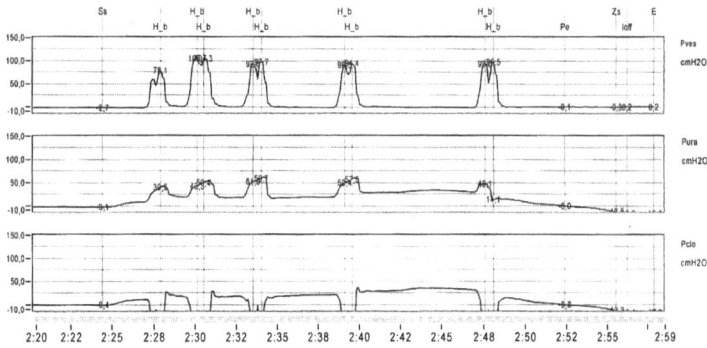

Es handelt sich hier um ein Urethradruckprofil unter Stressbedingungen, was durch die Ausschläge beim Husten zu erkennen ist. Die Auswertung zeigt beim Husten eine negative Drucktransmission, die mit einer klassischen Belastungsinkontinenz vereinbar ist.

Zuerst führt der Arzt einen dünnen Messkatheter in die voll gefüllte Harnblase ein, der langsam wieder herausgezogen wird. Der Messkatheter verfügt über zwei Messpunkte in der Höhe von Harnblase und Harnblasenschließmuskel (Sphinkter). Die Differenz aus dem Sphinkterdruck und dem Druck in der Harnblase ergibt den urethralen Verschlussdruck.

Der normale Wert des Ruheverschlussdrucks errechnet sich mit der Formel „100 minus Lebensalter in Jahren", wobei die Maßeinheit in „cm H_2O" angegeben wird. Bei Frauen bis zum 50. Lebensjahr gilt ein Ruheverschlussdruck von 50 m H_2O als normal. Unter Belastung ist der Normalwert im Verhältnis von Harnblasen- und Sphinkterdruck zum Zeitpunkt des Hustens positiv, während ein negativer Wert auf eine Belastungsinkontinenz hinweist.

Das *Beckenboden-EMG* (die elektromyographische Untersuchung des Beckenbodens) wird zeitgleich mit der Harnblasendruckmessung vorgenommen und ist eine neurologische Untersuchung. Für die Messungen werden Oberflächen- oder

Nadelelektroden angebracht und mit dem Messsystem verbunden.

Bei einem Normalbefund nimmt die EMG-Aktivität während der Harnblasenfüllung allmählich zu, ebenso während der Belastung (beispielsweise durch Husten). Die Aktivität erreicht ein Maximum kurz vor Beginn der Blasenentleerung. Zu Beginn der Entleerung kommt es dann durch die Entspannung des Sphinktermechanismus zu einer deutlichen Verminderung der Aktivität, im Idealfall erliegt die Aktivität vollkommen. Bleibt die Aktivität zu Beginn der Entleerung dagegen konstant oder erhöht sie sich, kann auf eine gestörte Entleerung oder eine Beckenbodenüberaktivität geschlossen werden.

Am Ende der Blasenentleerung wird fast immer eine Beckenbodenkontraktion beobachtet, die im EMG als ein Aktivitätsausbruch sichtbar ist.

Therapie der Harninkontinenz

So helfen Arzt und Therapeut

Konservative Therapie

Die konservative Therapie ist eine Form der Selbsthilfe, die Ihnen vom Arzt angeraten oder verordnet wird. Dabei sind Sie in hohem Maße auf Ihr eigenes Engagement angewiesen, denn die Durchführung der Maßnahmen gehört zu Ihrem Alltag und Sie sind selbst dafür verantwortlich. Es liegt in Ihrem eigenen Interesse, die konservative Therapie sorgfältig durchzuführen, denn der Erfolg oder Misserfolg der konservativen Therapie entscheidet darüber, ob Sie operative Maßnahmen vermeiden können oder nicht. Ihr Arzt wird Sie umfassend beraten, welche Maßnahmen für Sie infrage kommen und auf was Sie Ihr besonderes Augenmerk richten sollten.

Hilfsmittel für die Versorgung der Inkontinenz

Schon bevor Sie wegen Ihrer Harninkontinenz einen Arzt aufsuchen, werden Sie es für notwendig erachten, mit den Folgen des unwillkürlichen Harnabgangs im Alltagsleben umzugehen. Dazu gehört, dass in der Öffentlichkeit niemand etwas von Ihrem „Problem" bemerkt. Deshalb muss es Ihnen ein gutes Inkontinenzhilfsmittel ermöglichen, uneingeschränkt an den Aktivitäten teilzunehmen, die Sie als Teil Ihres sozialen Lebens für sinnvoll einschätzen. Es muss Ihnen Sicherheit geben, dass nichts auslaufen kann, dass man nichts riecht, dass

Ihrem Grad der Inkontinenz entsprechend ausreichend viel Harn aufgenommen wird und dass es unauffällig ist. Zudem sollte das Hilfsmittel einen guten Rücknässeschutz aufweisen und damit zum Schutz der Haut beitragen.

Vorlage oder Windel

Sowohl für Frauen als auch für Männer sind Vorlagen oder auch Windeln geeignet, die einen aufsaugenden Kern innerhalb einer wasserdichten und elastischen Folienummantelung aufweisen. Das Hauptproblem von Vorlagen ist die Hautpflege wegen des anhaltenden Feuchtigkeitskontakts. Allerdings sind inzwischen Produkte auf dem Markt, bei denen der Harn in Gelform im Saugkern gebunden wird und das Rücknässen weitgehend verhindert wird. Trotzdem müssen Sie bei Vorlagen und Windelhosen auf eine sorgfältige Hautpflege achten.

Einlagen für geringe bis mittlere Inkontinenzgrade

Die einfachste Form der Vorlage ist die Einlage ähnlich einer Menstruationsbinde, die in die Unterwäsche eingelegt und dort verklebt wird. Alternativ zur normalen Unterwäsche können Sie auch spezielle Netzunterhosen, auch Fixierhöschen genannt, verwenden, die sich der Körperform sehr gut anpassen und in der Sie die Einlagen sehr sicher und diskret tragen können. Die Einlagen sind in verschiedenen Größen und Saugstärken erhältlich, sodass sie jeder Form und auch noch einer mittelstarken Harninkontinenz gerecht werden. Sie bestehen aus einem Vlies und einem geruchbindenden Saugkern, der ein trockenes Gefühl vermittelt, und ein elastischer Beinabschluss sorgt zudem für einen zuverlässigen Tragekomfort. Die anatomische Formung erlaubt einen bequemen Sitz, wobei es für Männer speziell geformte Einlagen gibt.

Hose und Einlage in einem Stück

Eine Weiterentwicklung der normalen Einlage sind die so genannten Pants. Sie vereinigen die Vorteile einer Einlage mit der einer normalen Windelhose, zeichnen sich aber durch eine sehr diskrete Erscheinungsform aus. Denn sie sehen aus wie Unterwäsche, weil sie eine textile Außenseite haben und auch wie ein Slip an- und ausgezogen werden. Die Pants sind für verschiedene Inkontinenzgrade erhältlich und sind sowohl für Frauen als auch für Männer geeignet. Sie werden in der Regel als Einwegware angeboten.

Inkontinenzslips / Windelhosen

Für die mittlere bis schwere Inkontinenz sind Windelhosen, häufig auch Inkontinenzslips genannt, geeignet. Sie weisen einen elastischen Bauch- und Rückenabschluss auf und sind mit einem Klebeklettverschluss für das einfache An- und Ausziehen versehen. Ein sanfter oberer Vliesstoff vermittelt ein angenehmes Tragegefühl. Der Vorteil gegenüber der Einlage ist eine hohe Saugleistung und eine seitliche Nässe abweisende Auslaufsperre. Sehr praktisch ist ein Nässeindikator, der schon vor dem Öffnen der Windelhose Aufschluss über den Feuchtigkeitsgrad gibt. Viele Modelle sind hautfreundlich, indem sie latexfrei hergestellt werden und vor Rücknässung schützen.

Tampons für Frauen

Bei leichter Inkontinenz kann Ihnen auch ein Tampon aus Schaumstoff helfen. Im Gegensatz zum normalen Tampon, der während der Regelblutung Anwendung findet, sind Tampons gegen Harninkontinenz nicht für das Aufsaugen von Körperflüssigkeiten gedacht, gehören also nicht zu den aufsaugenden Hilfsmitteln. Das ist auch bei der Betrachtung der Anatomie nachvollziehbar, denn die Harnröhre hat einen eigenen Ausgang im Scheidenvorhof und bleibt von einem in die Scheide eingeführten Tampon unberührt.

Die Wirkung des Tampons ist rein manueller Natur, denn er hebt durch das Einführen in die Scheide die vordere Scheidenwand an, wodurch der Blasenhals gestützt wird. Zusätzlich stimuliert er allein durch seine Größe und Positionierung die Beckenbodenmuskulatur. Dazu muss ein solcher Tampon aber auch eine angemessene Größe aufweisen: Die durchschnittliche Größe ist mit etwa 6 bis 7 Zentimetern Länge und mit bis zu 4,5 Zentimetern Durchmesser deutlich größer als ein Menstruationstampon.

Sie sollten sich bei der Anwendung genau nach den Anweisungen des Herstellers richten. An dieser Stelle geben wir Ihnen nur einige kurze Hinweise für die Anwendung: Der Tampon wird vor dem Einführen etwa eine Minute im warmen Wasser eingeweicht und anschließend ausgedrückt. Damit bekommt er seine weiche Elastizität und kann eingeführt werden. Er sollte genau wie ein Menstruationstampon etwa in der Mitte der Scheide platziert werden, wobei der Rückholfaden wie gewohnt außerhalb der Scheide verbleiben muss.

Sie können den Tampon bis zu siebenmal benutzen, müssen ihn aber bei jedem Wechsel etwa fünf Minuten auskochen, damit ggf. Bakterien abgetötet werden. Es steht Ihnen natürlich frei, die Anwendungsdauer des Tampons aus hygienischen Gründen beliebig zu verkürzen. Überschreiten sollten Sie die Anwendungsdauer nicht, weil sich dann Materialermüdungen zeigen, die der Funktion des Tampons abträglich sind.

Gegenanzeigen: Auf keinen Fall sollten Sie den Tampon während der Menstruation und während des Schlafs benutzen. Die Tragedauer sollte sich auf maximal 12 Stunden täglich begrenzen. Nach dem Schwimmen sollten Sie den Tampon wechseln. Wenn Sie schwanger sind oder an einem Gebärmuttervorfall leiden, sollten Sie den Gebrauch mit Ihrem Arzt absprechen. Ansonsten beachten Sie unbedingt die auf der Verpackung oder auf dem Beipackzettel aufgeführten Gegenanzeigen und Hinweise!

Urinalversorgung für Männer

Für Männer ist die Urinalversorgung mittels eines Kondomurinals aus hautfreundlichem Silikon in Verbindung mit einem Bein- oder Bettbeutel eine sichere, einfache und diskrete Alternative zu aufsaugenden Hilfsmitteln und zu Dauerkathetern. Der Beutel des Kondomurinals kann an Ober- bzw. Unterschenkel oder am Bett fixiert werden. Als Voraussetzung für den Einsatz eines Kondomurinals gilt, dass sich die Blase von selbst restharnfrei leert, dass die Penislänge ausreichend ist, um das Kondomurinal sicher fixieren zu können, und dass die Penishaut intakt und nicht etwa durch Harn vorgeschädigt ist. Für einen retrahierten (kurzen) Penis gibt es spezielle Kurzkondome. Die passende Größe kann durch eine Schablone, die man im Internet und im Fachhandel anfordern kann, ermittelt werden.

Im Gegensatz zu einem „normalen" Kondom muss es mit Klebematerial am Penis fixiert werden, weil es ansonsten leicht abrutschen könnte. Am Ende des Kondoms wird ein dünner Schlauch angebracht, der den Harn in einen Sammelbeutel am Schienbein bzw. am Bett führt, wobei der Sammelbeutel am Schienbein durch eine elastische Manschette sicher befestigt wird. Die Entleerung des Behälters geschieht einfach durch das Öffnen des Ventils am unteren Ende über einer Toilette, indem Sie den Fuß auf den Beckenrand stellen.

Ein Rücklauf des Harns in das Kondom wird durch ein Rückschlagventil am Ende des Kondoms verhindert. Um auch einen schwallartigen Harnverlust unter Kontrolle zu halten, verfügen die meisten der Urinalkondome über ein Rückhaltereservoir, das den sich stauenden Harn zunächst sammelt und dann ableitet.

Befolgen Sie bei der Anwendung des Urinalkondoms genau die Anweisungen des Herstellers. Fragen Sie auch Ihren Urologen – er wird Sie gern beraten.

Harnableitende Systeme für Frauen

Anatomisch bedingt ist die Abnahme des Harns außerhalb des Körpers, wie beispielsweise mit dem Urinalkondom, bei Frauen kaum möglich. Deshalb spielen harnableitende Systeme für Frauen in der Praxis kaum eine Rolle. Gleichwohl gibt es inzwischen Systeme, die in der Umgebung des Scheidenvorhofs und damit des Harnröhrenausgangs flexibel befestigt werden können, sodass die Ableitung des Harns weitgehend sicher gewährleistet sein soll; der Harn fließt dabei in den flexiblen Sammelbeutel unmittelbar unterhalb der Harnröhrenmündung ab. Dies geschieht über eine selbsthaftende Folie mit einer Auslassung in der Mitte, mit der die gesamte Vulva abgedichtet wird. Der Harn wird durch eine kleine Auslassung in der Mitte direkt in den Sammelbeutel abgeleitet. Der Beutel wird über ein Abflussventil im Sitzen auf der Toilette entleert.

Blasendauerkatheter

Nur wenn die Anwendung von Vorlagen und anderen aufsaugenden Hilfsmitteln sowie von Urinalkondomen nicht infrage kommt, kann die Harnableitung über einen Dauerkatheter in Erwägung gezogen werden. Die Mobilität ist aber dadurch massiv eingeschränkt und sollte eigentlich nur bei bettlägerigen pflegebedürftigen Menschen praktiziert werden. Deshalb ist diese Methode auch in Pflegeeinrichtungen recht beliebt, weil sie pflegerischen Aufwand und Materialkosten spart.

Das große Problem dabei sind die ständig wiederkehrenden und therapeutisch nicht zu beherrschenden Harnwegsinfekte, die mit einem Dauerkatheter verbunden sind.

Es werden zwei Arten von Dauerkathetern gelegt: zum einen der transurethrale Dauerkatheter durch die Harnröhre, zum anderen der suprapubische Katheter durch die Bauchdecke direkt in die Harnblase. Letztere Lösung wird bevorzugt, weil das Infekt- und Verletzungsrisiko reduziert werden kann. Ein weiterer Vorteil dieser Methode ist, dass die Harnentleerung auch weiterhin möglich ist und nur der Restharn über den Katheter ausgeleitet wird. Zudem sind sexuell aktive Menschen nicht durch einen behindernden Katheter in der Harnröhre eingeschränkt.

Selbstkatheterismus

Die Harnableitung über einen Einmalkatheter erfolgt im Rahmen eines „Intermittierenden Selbstkatheterismus (ISK)" und ist vornehmlich dann eine Option, wenn mit einer Blasenüberaktivität eine Entleerungsstörung verbunden ist. Der Begriff „intermittierend" bedeutet „wiederkehrend" oder „unterbrechend" und weist auf das Prinzip dieser Maßnahme hin, nach dem die Blasenentleerung in einem bestimmten Rhythmus manuell eingeleitet und wiederholt wird. Dies geschieht beispielsweise viermal täglich, wobei die erste Entleerung morgens nach dem Aufstehen und die letzte beim Zubettgehen stattfindet.

Das Komplettsystem besteht aus einem dünnen Katheterschlauch mit einer Katheterspitze, dem Gleitgel und meistens einem Beutel steriles Wasser. Die Katheter werden in unterschiedlichen Größen angeboten, wobei der Durchmesser in Charrière (CH) gemessen wird und ein CH = 1/3 Millimeter entspricht. Erwachsene verwenden Katheter mit einem Durchmesser von 10 bis 18 CH. Die Katheter sind entsprechend der unterschiedlichen Anatomie bei Frauen 7 bis 20 Zentimeter und bei Männern meistens 40 Zentimeter lang. Bei den Katheterspitzen haben sich zwei Arten durchgesetzt: die vorne gerade und abgerundete Nelaton-Spitze und die Tiemann-Spitze, die durch ihre leicht gebogene Spitze für Männer gut geeignet ist. Um Schmerzen und Verletzungen der Harnröhre beim Einführen des Katheters zu vermeiden, ist bei modernen Systemen der Katheter bereits mit dem Gleitgel, das häufig einen desinfizierenden Wirkstoff zur Keimreduzierung in der vorderen Harnröhre enthält, beschichtet. Zur Aktivierung der Gleitschicht wird die Katheterspitze in das sterile Wasser eingetaucht.

Lassen Sie sich vom Arzt oder medizinischem Personal genau die Handhabung erklären. Sie müssen auf strengste Hygiene und auf eine sorgfältige Intimpflege achten, um dem Eindringen von Keimen in die Harnröhre vorzubeugen. Es bedarf zweifellos einer gewissen Übung und motorischer Fertigkeiten, den Katheter problemlos in die Harnröhre einzuführen, ohne ihn vorher an den Schleimhäuten zu kontaminieren.

Für folgende Kontrolluntersuchungen werden Sie entsprechend den Empfehlungen der Deutschen Gesellschaft für Urologie Ihren Arzt aufsuchen müssen:

- Harnkontrolle alle 2 Monate,
- Ultraschalluntersuchung der Harnorgane alle 6 Monate,
- klinische Untersuchung alle 12 Monate und
- urodynamische Untersuchung alle 6 bis 12 Monaten, vor allem wenn eine neurologisch bedingte Erkrankung vorliegt.

Pessare

Seit langem wird versucht, Harninkontinenz positiv mit Tamponaden und Pessaren zu beeinflussen, die insbesondere bei Patientinnen mit einer Beckenbodensenkung zu einer Anhebung der vorderen Scheidenwand beitragen sollen. Auf diese Weise soll die Drucktransmission auf die Harnröhre unter Belastung gebessert und damit die durch die Senkung hervorgerufenen Probleme wie Inkontinenz und Blasenentleerungsstörung gelindert werden. Es sind verschiedene Pessar-Typen aus unterschiedlichen Materialien erhältlich, wobei die Palette von Ringen, einfachen und doppelten Würfeln, Schalen, so genannten Keulen bis hin zum Luftpessar, der in die Scheide eingeführt und von außen aufgepumpt wird, reicht. Sie werden in die Scheide eingeführt und dort belassen; manche Pessare müssen täglich gewechselt werden.

Der Erfolg eines Pessars zur Linderung von Inkontinenzsymptomen war und ist bislang bescheiden. In einigen Fällen ist das Tragen eines Pessars sogar regelrecht kontraproduktiv und verschlimmert bis dahin kaum vorhandene Inkontinenzsymptome sogar. Generell ist das Risiko für die Entstehung von Druckgeschwüren und sogar schweren Entzündungen der Scheide erhöht.

Das Beckenbodentraining

Das Training der Beckenbodenmuskulatur ist sowohl vorbeugend als auch bei der Therapie von Belastungsinkontinenz sehr zu empfehlen. Als wichtige Maßnahme der konservativen Therapie wird Ihnen der Arzt das Beckenbodentraining in einer physiotherapeutischen Praxis verordnen, sodass Sie einen Teil der Kosten von der Krankenkasse bzw. -versicherung erstattet bekommen.

Über die Stunden beim Physiotherapeuten hinaus sollten Sie aber zu Hause ebenfalls trainieren und die Verbesserung der Funktionsfähigkeit Ihrer Beckenbodenmuskulatur zu Ihrer eigenen Sache machen. Wir haben Ihnen ab Seite 117 eine Reihe von geeigneten Trainingsübungen für den Hausgebrauch zusammengestellt.

Biofeedback auf Ihr Training

Das Prinzip des Biofeedbacks ist, Ihnen durch optische oder akustische Signale zu signalisieren, ob und wann bestimmte Beckenbodenmuskeln angespannt werden. Damit ist es ein ideales Begleitverfahren des Beckenbodentrainings.

Diese Therapieform setzt wie das Beckenbodentraining selbst ein konsequentes Training voraus. Sie sollten sich unbedingt beim Arzt oder Physiotherapeuten umfassend dazu einweisen lassen. Nach der Einweisung erhalten Sie ein Heimgerät, mit dem Sie das Training selbstständig zu Hause durchführen können.

- Zunächst führen Sie eine Sonde, die über ein Kabel mit dem Messgerät verbunden ist, in die Scheide oder den After ein.

- Spannen Sie nun den Beckenboden an, werden in den Muskeln kleine elektrische Impulse ausgelöst, die von der Sonde aufgenommen und im Gerät verstärkt werden. Das Gerät zieht einen Vergleich mit den gespeicherten Werten und löst bei Erreichen des eingestellten Wertes ein akustisches oder visuelles Signal aus. Moderne Geräte verwenden beispielsweise eine LED-Linienanzeige, bei der mit zunehmender Muskelanspannung mehr Lämpchen aufleuchten. Akustische Signale erlauben Ihnen, sich auf Ihr Training zu konzentrieren und nicht ständig das Gerät im Auge behalten zu müssen.

Elektrostimulation der Beckenbodenmuskulatur

Die Elektrostimulation wird auch als „automatische Beckenbodengymnastik" bezeichnet. Sie kann begleitend zum „normalen" Beckenbodentraining eingesetzt werden, in der Regel aber dann, wenn Betroffene nicht in der Lage sind, willkürlich ihre Beckenbodenmuskeln innerhalb des Beckenbodentrainings anzuspannen. Ihnen kommt die Wirkungsweise der Elektrostimulation zugute, mit der über die elektrische Reizung der Beckenbodenmuskulatur über eine Elektrode in Scheide oder After sowie über Oberflächenelektroden Kontraktionen erzeugt werden. Welche Elektroden eingesetzt werden, ist abhängig vom Ziel der Behandlung.

Über die Elektroden werden schwache Stromimpulse abgegeben. Diese führen zur Anspannung des Musculus levator ani (ein wichtiger Teil der Beckenbodenmuskulatur, auch „Afterheber" oder „Beckenzwerchfell" genannt) oder der äußeren Schließmuskeln von Harnröhre und After.

Mit der variierbaren Frequenz können unterschiedliche Therapiewirkungen erzielt werden. Dank dieser flexiblen Anwendungsmöglichkeiten kommt die Elektrostimulation sowohl bei der Behandlung von Belastungsinkontinenz als auch bei Dranginkontinenz zum Einsatz.

Die Muskulatur wird durch das unwillkürliche Zusammenziehen und Entspannen trainiert. Es kommt zu einer Zunahme der Muskulatur, einer Steigerung des Muskeltonus und zu einer Verbesserung der Kontraktionsfähigkeit des Beckenbodens sowie der Blasenmuskulatur.

Die Behandlung wird täglich etwa 30 Minuten in einem Zeitraum von mehreren Monaten in der Regel zu Hause durchgeführt. Häufig wird empfohlen, zur Kontrolle zusätzlich einmal wöchentlich eine Sitzung in der urologischen Praxis durchzuführen.

Mit der Elektrostimulation werden meist gute Behandlungserfolge erzielt, indem die normalen Reflexmuster wieder aufgebaut werden und die Muskelanspannung und -entspannung wieder bewusst gesteuert werden kann. Mit einem anschließenden regelmäßigen Beckenbodentraining kann dieser Erfolg in vielen Fällen konserviert und ausgebaut werden.

Verhaltenstraining

Das so genannte Verhaltenstraining ist vor allem bei einer Dranginkontinenz angebracht. Dabei sollen das Trinken und das Wasserlassen in einen regelmäßigen Rhythmus gebracht werden, damit die Feinsteuerung der Blase wieder reguliert werden kann. Auch gesunde Ernährung und ausreichend viel körperliche Bewegung gehören dazu (lesen Sie hierzu ab Seite 156).

Miktionsprotokoll

Sie führen einige Zeit ein so genanntes Miktionstagebuch, in dem Sie genau notieren, wann Sie welche Menge an Getränken zu sich nehmen und wie viel Harn Sie ausscheiden. Zudem notieren Sie den jeweiligen Zeitpunkt der Inkontinenz-Episoden. Durch die Führung des Protokolls werden Ihnen selbst eigene zwanghafte Miktionsgewohnheiten aufgezeigt, sodass Sie auf eine „Umerziehung", auf ein normales Verhalten hinarbeiten können. Und je sorgfältiger Sie Ihre Trink- und Toilettengewohnheiten protokollieren, desto genauer kann Ihr Arzt einschätzen, welche Ursache hinter dem unwillkürlichen Harnabgang stehen könnte.

Das aktive Toilettentraining

Es liegt nahe, dass Ihnen Ihr Arzt ein so genanntes Blasentraining bzw. Toilettentraining anraten wird. Mit diesem Training werden Sie versuchen, aktiv die Miktionsintervalle zu verlängern oder zu verkürzen. Das Ziel ist eine schrittweise Verlängerung der Intervalle, wodurch eine Vergrößerung der Blasenkapazität erreichbar ist.

Die Abstände zwischen den Toilettengängen werden Woche für Woche verlängert, bis sich ein etwa vierstündiger Rhythmus ergibt. Ein solcher Rhythmus ist allerdings stark von Trinkgewohnheiten abhängig, sodass auch diese angepasst werden müssen.

In einem Miktionsprotokoll dokumentieren Sie die Übungseinheiten und Ihre Therapiefortschritte. Ab Seite 150 schlagen wir Ihnen Übungen für das Blasen- bzw. aktive Toilettentraining vor. Durch ein konsequent durchgeführtes Blasentraining stellen sich häufig schon bald Erfolge ein.

Das passive Toilettentraining

Das passive Toilettentraining kommt bei Patienten in häuslicher Pflege, in Klinken und Pflegeheimen zum Einsatz, bei denen eine aktive Mitarbeit nicht möglich ist, wie beispielsweise bei Patienten mit Demenz und anderen Hirnleistungsschwächen bzw. körperlichen Funktionsstörungen. Das Prinzip ist die Anpassung des Entleerungsrhythmus an die individuelle Blasenkapazität zum Wiedererlangen der Kontinenz. Zeigt sich beispielsweise, dass es bei dem betroffenen Patienten alle drei Stunden zu einer überfallartigen Drangsymptomatik mit Harnverlust kommt, so sollte er von der Betreuungsperson in etwa zweistündigen Abständen zum Toilettengang angehalten werden, um der Inkontinenz-Episode zuvorzukommen. Das Ziel ist, dass kein Harndrang zustande kommt und der Patient trocken bleibt.

Akupunktur bei Harninkontinenz

Die Akupunktur als Zweig der Traditionellen Chinesischen Medizin (TCM) kann sich als sinnvolle Ergänzung der konservativen Therapie von Harninkontinenz erweisen. Insbesondere die Dranginkontinenz gilt als ideale Indikation für Akupunktur, aber auch der Schweregrad 1 der Belastungsinkontinenz (siehe Seite 53) wird als für die Akupunktur geeignete Indikation betrachtet, während beim Schweregrad 2 Erfolge nur im Zusammenwirken mit regelmäßigem Beckenbodentraining zu erwarten sind. Voraussetzung für eine erfolgreiche Akupunktur ist eine korrekte Diagnose, in der vor allem der Ausschluss von organischen Störungen wichtig ist.

Bei der Behandlung von Inkontinenz wird sowohl die Nadelakupunktur als auch die Wärmestimulation von Akupunkturpunkten, die so genannte Moxibustion, angewandt. Denn nach Auffassung der Traditionellen Chinesischen Medizin ist Inkontinenz eine klassische „Kälte-Krankheit", bei der dem Körper Wärme zugeführt werden muss. Wird die Akupunktur von ausgebildeten Therapeuten durchgeführt, ist sie, abgesehen von einer kurzzeitigen und leichten Erstverschlechterung, gefahrlos und ohne Nebenwirkungen.

Medikamente

Bei der Therapie von Harninkontinenz können Medikamente eine entscheidende Rolle spielen. Es gibt eine recht große Anzahl an Medikamenten, die gegen eine Inkontinenz eingesetzt werden können. Allerdings sind in den Mitteln viele verschiedene Substanzen enthalten, die nicht nur auf die Inkontinenzbeschwerden, sondern auch auf andere Körperbereiche einwirken. Deshalb ist eine individuelle Beratung bei einem Urologen unbedingt erforderlich. Lassen Sie die Finger von einer Selbstmedikation, denn die Folgen können verheerend sein!

Medikamente bei Dranginkontinenz

Anticholinergika

Sie hemmen die Aktivierung des Blasenmuskels, vergrößern die Blasenkapazität und verringern den Harndrang. Der Harnverlust kann mit diesem Medikament stark vermindert werden. Allerdings verursachen die Anticholinergika je nach Präparat unterschiedliche Nebenwirkungen wie Mundtrockenheit, Sehstörungen, Verstopfung und unter Umständen sogar eine Blasenentleerungsstörung mit Restharnbildung. Sie dürfen bei bekannter Augeninnendruckerhöhung (Glaukom) gar nicht oder nur unter sorgfältiger Risikoabwägung und strengen Kontrollen angewandt werden.

Medikamente bei Belastungsinkontinenz

Östrogene

Sie sind geeignet bei Frauen in oder nach der Menopause. Östrogene verbessern die Durchblutung der Schleimhäute von Harnröhre und Scheide, wodurch die Ausdünnung der Schleimhäute in und nach den Wechseljahren wieder rückgängig gemacht und die Abdichtungsfunktion der Harnröhre verbessert wird. Die Östrogene können in Form von Tabletten oder Pflastern (nicht bei Patientinnen nach Brustkrebs oder Thrombosen) oder lokal in Form von Vaginalsalben oder -zäpfchen verabreicht werden.

Duloxetin (Yentreve®)

Dies ist die einzige Substanz mit Zulassung für die Behandlung der weiblichen Belastungsinkontinenz. Sie stimuliert am Rückenmark das Nervenzentrum, das den Schließmuskel steuert und die Aktivität des Schließmuskels steigert.

Nebenwirkungen sind insbesondere Übelkeit, häufig in den ersten vier Wochen nach Therapiebeginn. Diese verschwindet jedoch meist nach der Anfangsphase, sodass empfohlen wird, das Medikament auch bei Auftreten dieser Nebenwirkung möglichst weiterzunehmen.

Chirurgische Behebung einer Harninkontinenz

Eine Reihe von innovativen Operationsmethoden ermöglicht es heute in vielen Fällen, differenziert und individuell auf die Beschwerden des Harninkontinenzpatienten einzugehen. Eine präzise Diagnose, ein gezielter Therapieplan und geeignete, moderne Verfahren helfen dabei, dass der Betroffene mit möglichst wenig Aufwand und Risiko wieder beschwerdefrei wird. Vor allem kommen inzwischen Operationsmethoden zum Einsatz, für die – im Gegensatz zum früher üblichen großen Bauchschnitt – nur noch kleinere Hautschnitte erforderlich sind. Dadurch sind die postoperativen Schmerzen ebenso wie die Gefahr von Nachblutungen und anderen operationsbedingten Komplikationen geringer; der Heilungsprozess ist kürzer und die Genesung vollzieht sich dadurch rascher. Ebenso ist die Narbenbildung und damit die Gefahr großflächiger Verwachsungen geringer.

Wann ist eine Operation angezeigt?

Aus medizinischer Sicht spricht alles für einen chirurgischen Eingriff zur Behebung einer Harninkontinenz, wenn mit konservativen Maßnahmen keine langfristige Besserung der Harninkontinenz erreicht werden konnte, von einer Operation jedoch ein nachhaltiger Behandlungserfolg zu erwarten ist. Aktuelle Studien belegen, dass eine operative Behandlung der

Harninkontinenz oft ein wichtiger Schritt hin zu mehr Lebensqualität ist. Faktisch kommt es jedoch in erster Linie auf den Wunsch und die Ziele des Betroffenen an: Ist er nicht mehr länger bereit, den Leidensdruck, der mit seinen Beschwerden verbunden ist, zu tragen, und ist er vom therapeutischen Nutzen der Operation überzeugt, ist gegen diese Therapieoption nichts einzuwenden – vorausgesetzt, folgende Bedingungen sind ebenfalls erfüllt:

1. Ursache und Form der bestehenden Harninkontinenz sind durch eingehende Untersuchungen diagnostisch gesichert und das operative Konzept ist exakt auf die Diagnose abgestimmt.

2. Der Allgemeinzustand des Patienten ist gut.

3. Der Operateur ist mit den Operationstechniken bestens vertraut und verfügt über eine langjährige fachliche Erfahrung.

4. Der Erfolg der infrage kommenden Operationsmethode ist durch wissenschaftliche Studien gut belegt.

5. Dem Patienten sind zur Entscheidungsfindung alle relevanten Informationen rund um die Operation (OP-Vorbereitung, eventuelle Komplikationen, Besonderheiten der Nachsorge etc.) vermittelt worden und er hat diesen zugestimmt.

6. Der Patient ist bereit, die nach der Operation notwendige medizinische Nachsorge wahrzunehmen sowie sich in seinem eigenen Verhalten eng an den ärztlichen Vorgaben für eine unkomplizierte Rekonvaleszenz zu orientieren.

Welche Harninkontinenzformen können operativ behandelt werden?

Um es gleich vorweg zu sagen: Nicht alle Harninkontinenzformen sind einer operativen Korrektur zugänglich. Die besten Aussichten auf einen Behandlungserfolg durch eine Operation hat die Belastungsinkontinenz. Ebenso lässt sich unter bestimmten Umständen eine Dranginkontinenz gut operativ behandeln. Mitunter empfiehlt es sich, (zusätzlich) eine Senkung des Beckenbodens und / oder einzelner Urogenitalorgane auf operativem Wege zu beheben. Dadurch soll sichergestellt werden, dass die Inkontinenzbeschwerden nicht erneut auftreten bzw. weitere, durch eine Lageveränderung von Beckenboden, Gebärmutter und / oder Scheide bedingte Symptome wie starke Druckgefühle, Verstopfung oder auch eine Blasenentleerungsstörung durch ein Abknicken der Harnröhre („Quetschhahnsyndrom") erfolgreich therapiert werden.

Operative Therapie der Belastungsinkontinenz

Abhängig vom Schweregrad kommen verschiedene Operationsmöglichkeiten infrage, die alle das gleiche Ziel verfolgen: durch eine weitgehende Wiederherstellung der physiologischen und anatomischen Verhältnisse ein möglichst optimales Wirken der für die Kontinenz verantwortlichen Organe zu erreichen. Die wichtigsten und wissenschaftlich besonders gut belegten Verfahren stellen wir Ihnen im Folgenden vor.

Submuköse Injektionstherapie

Ist eine Belastungsinkontinenz nur geringgradig (Grad 1) ausgeprägt, kann zunächst mit einer Injektionstherapie versucht werden, die Beschwerden zu beseitigen. Männer, die aufgrund einer Prostataoperation unter einer Belastungsinkontinenz leiden, profitieren ebenfalls oft von der Injektionstherapie. Weil für dieses Verfahren eine Narkose nicht dringend erforderlich ist, ist das Verfahren zudem eine Therapieoption für Patienten mit einem hohen Narkoserisiko.

Ablauf der Behandlung

Unter endoskopischer Sicht werden mit einem speziellen Injektionsinstrument auffüllende Substanzen unter die Schleimhaut (Submukosa) von Harnröhre oder Blasenhals eingespritzt. Substanz der Wahl war lange Zeit Kollagen, ein Eiweiß, das bei Menschen im Bindegewebe vorkommt und sich durch eine gute Verträglichkeit auszeichnet. Der auffüllende Effekt ist allerdings nur von kurzer Dauer, weil das Kollagen vom Körper mit der Zeit resorbiert wird. Deshalb kommen heute vornehmlich synthetische Füllstoffe (z.B. Bulkamid®, Zuidex®) zum Einsatz, die sich langsamer oder gar nicht auflösen. Ob sie langfristig über eine ähnlich gute Verträglichkeit wie das Kollagen verfügen, muss durch Langzeitstudien noch geklärt werden. Das früher oft verwendete Teflon wird wegen seiner hohen Nebenwirkungsrate heute im Allgemeinen nicht mehr eingesetzt.

Der therapeutische Effekt

Die Substanzen haben in der Schleimhaut einen auffüllenden Effekt. Dadurch wirken sie wie ein Schleimhautpolster, wodurch die Schwächung des Harnröhrenverschlusses ausgeglichen wird.

Kolposuspension nach Burch und Faszienzügelplastik

Viele Jahre lang war die operative Behebung von Inkontinenzproblemen die Domäne der Kolposuspension oder „Aufhänge-Operation" (nach Burch). Hierbei wird die Vorderwand der Scheide mit mehreren Nähten zum Leistenband hochgezogen und dadurch die Harnröhre angehoben. In der Regel erfolgt die Kolposuspension über einen Bauchschnitt oberhalb des Schambeins, der Eingriff kann jedoch auch im Rahmen einer endoskopischen Bauchspiegelung (Laparoskopie) durchgeführt werden. Die ebenfalls häufig praktizierte Faszienzügelplastik ist mit einem noch größeren operativen Aufwand verbunden. Denn bei diesem Verfahren erfolgt die Aufhängung mit körpereigenem Gewebe, das aus der Muskelfaszie der vorderen Bauchwand stammt. Für die Faszienzügelplastik spricht, dass das Infektionsrisiko durch die Verwendung von körpereigenem Gewebe denkbar gering ist, allerdings ist ein relativ großer operativer Zugang notwendig.

Beide Verfahren zeichnen sich durch eine hohe Heilungsrate von bis zu 80 Prozent aus. Wegen des insgesamt größeren Aufwands, der mit der operativen „Aufhängung" verbunden ist, haben sich inzwischen in vielen Fällen Operationsmethoden als schonende Alternativen etabliert, bei denen die anatomische Korrektur zur Behebung der Belastungsinkontinenz nur mehr indirekt, und zwar mithilfe von Netzbändern erfolgt.

TVT-, TOT- und TVT-O-Methode

Seit einigen Jahren werden mit großem Erfolg innovative Operationstechniken eingesetzt, die der operativen Harnkontinenztherapie eine neue Richtung gegeben haben. Diese auch als „Schlingenoperationen" oder „spannungsfreie Rekonstruktionsverfahren" bezeichneten Methoden basieren auf den Erkenntnissen von Ulmsten und Petros, die ihre Ergebnisse in der Integraltheorie zusammengefasst haben (siehe Seite 48). Hierzulande besonders oft durchgeführt werden die TVT-Methode (Tension-free vaginal tape) sowie die TOT-Methode (Transobturator tape) bzw. TVT-O-Methode (Tension-free-vaginal tape obturatorisch). Bei diesen Verfahren wird zur dauerhaften Unterstützung und Stabilisierung der Harnröhre ein spannungsfreies Vaginalband implantiert. Anders als bei den viele Jahre üblichen operativen Standardverfahren (z.B. Kolposuspension und Faszienzügelplastik, siehe Seite 109), sind hierfür nur noch drei kleine Hautschnitte erforderlich.

Bei der TVT-Operation sind es zwei Schnitte in der Bauchdecke und ein Schnitt in der Scheide, beim TOT- und TVT-Verfahren erfolgt der Zugang ebenfalls zum einen über die Scheide und zum anderen über zwei Schnitte in der Innenseite des Oberschenkels. Eine Schlingenoperation kann deshalb zumindest bei Frauen auch in örtlicher Betäubung vorgenommen werden.

Inzwischen können spannungsfreie Rekonstruktionsverfahren auch mit kürzeren Mini-Schlingen durchgeführt werden. Ob die Erfolgsrate an die sehr gute Erfolgsrate der üblichen TVT-, TOT- und TVT-O-Methode von fast 80 Prozent heranreicht, ist derzeit Gegenstand von Langzeitbeobachtungen.

Für Frauen empfiehlt sich die Schlingenoperation praktisch bei allen Graden einer Belastungsinkontinenz. Wenn ein Kinderwunsch besteht, sollte der Eingriff allerdings gut überlegt sein, da – nach derzeitigem Erkenntnisstand – nach der Bandeinlage eine Entbindung nur noch per Kaiserschnitt möglich ist. Jedoch liegen derzeit noch keine ausreichenden Informationen darüber vor, inwieweit eine Schwangerschaft die Wirkung der Band-Operation wieder aufheben kann.

Bei Männern ist die Schlingenoperation vor allem eine Option nach einer kompletten Prostataentfernung bei Prostatakrebs. Bei ihnen ist der Eingriff allerdings sehr viel aufwändiger. So ist z.B. ein längerer Schnitt am Damm notwendig und ein Teil der Harnröhre muss für einen besseren Zugang freigelegt werden. Deshalb ist die Operation bei Männern nur in Vollnarkose möglich.

Ablauf der Behandlung

Bei der TVT-Operation wird zur Unterstützung der Harnröhre mit speziellen Instrumenten ein Band von der vorderen Scheidenwand aus u-förmig unter den mittleren Anteil der Harnröhre gelegt, wodurch die Harnröhre spannungsfrei hinter dem Schambein hochgezogen wird. Das Band wird dann durch die Bauchdecke nach außen geführt. Da das Band mit den Schichten der Bauchwand verwächst, braucht es nicht eingenäht zu werden. Das Netzband besteht aus Polypropylen, einem sehr gut gewebeverträglichen Kunststoff, der sich nicht auflöst.

Bei der TOT- und TVT-O-Methode sind Wirkprinzip und Vorgehensweise ganz ähnlich. Lediglich der Bandverlauf ist leicht verändert, der bei letztgenannten Verfahren über die Oberschenkelseiten nach außen führt.

Der Eingriff dauert in der Regel nicht länger als 15 bis 20 Minuten. Nach zwei bis drei Tagen können die Patienten im Allgemeinen die Klinik verlassen und schon bald wieder ihren gewohnten Aktivitäten nachgehen.

Der therapeutische Effekt

Durch den Einsatz des spannungsfreien Netzbandes wird die Harnröhre wieder in ihre natürliche Position gebracht, sodass sie den Schließmuskel nun auch bei Belastung wieder besser abdichten kann.

Die spannungsfreien Rekonstruktionsverfahren zeichnen sich durch eine niedrige Komplikationsrate aus. Es entsteht nur wenig Blutverlust und auch die postoperativen Beschwerden sind in der Regel kaum belastend. Für das Verfahren spricht zudem seine hohe Erfolgsquote: Bis zu 80 Prozent der operierten Patienten sind auch nach fünf Jahren beschwerdefrei.

Die Implantation eines künstlichen Schließmuskels

Der künstliche Schließmuskel wurde bereits 1972 in den USA entwickelt und ist mittlerweile ebenfalls ein etabliertes Verfahren der Inkontinenztherapie. Durch ständige Weiterentwicklung und Verbesserungen sind technische Defekte inzwischen selten.

Die Implantation eines künstlichen Schließmuskels (artifizieller Sphinkter) kommt in Betracht, wenn eine vorangegangene Inkontinenzoperation nicht den gewünschten Erfolg erbracht hat oder wenn Männer nach einer Prostataoperation unter ausgeprägten Harninkontinenzbeschwerden leiden. Auch bei bestimmten Inkontinenzformen, die auf neurologische Störungen zurückgehen, ist die Technik mitunter angezeigt. Bei Frauen besteht eine Indikation zur Sphinkter-Implantation dagegen relativ selten.

Ablauf der Behandlung

Die Implantationstechnik unterscheidet sich bei Männern und Frauen in wesentlichen Punkten: Beim Mann werden die Komponenten entweder über jeweils einen Schnitt am Damm bzw. Unterbauch oder alternativ über einen einzigen Zugang am Hodensack implantiert. Die Pumpe wird am Hodensack eingelegt, wo sie unter der Haut gut tastbar ist.

Bei der Frau wird der künstliche Schließmuskel über einen Bauchschnitt implantiert. Die Bedienpumpe liegt dabei im Bereich der großen Schamlippe.

Der therapeutische Effekt

Eine flüssigkeitsgefüllte Manschette (Cuff), die um die Harnröhre gelegt wird, dichtet diese ab. Wenn der Patient die Pumpe betätigt, wird Flüssigkeit von diesem Cuff in ein ballonförmiges Reservoir in der Bauchhöhle gepumpt. Der Patient kann nun seine Blase entleeren. Nach einigen Minuten füllt sich die Manschette ohne weiteres Zutun wieder durch die vorbestimmten elastischen Kräfte des Reservoirs. Die Kontinenz ist wiederhergestellt. Sämtliche Komponenten des Implantats sind im Körper „versenkt", lediglich die Pumpe ist unter der Haut tast- bzw. sichtbar.

Operative Therapie der Dranginkontinenz

Wenn medikamentöse Therapieversuche ohne Erfolg geblieben sind, wird seit einigen Jahren Botulinumtoxin in der Therapie der Dranginkontinenz eingesetzt. Bleibt auch diese Maßnahme ohne Erfolg, kommt eine operative Vergrößerung der Blase (Augmentation), die Implantation eines Blasenschrittmachers (Neuromodulation) oder, bei Versagen aller Möglichkeiten, ein künstlicher Urinausgang infrage.

Injektion von Botulinumtoxin in die Harnblasenwand

Botulinumtoxin ist ein vom Bakterium Clostridium botulinum produzierter Stoff, der die Übertragung von Nervenimpulsen hemmt. Die Substanz ist zwar bislang nicht offiziell zur Inkontinenztherapie zugelassen, doch wird sie mittlerweile im Rahmen eines individuellen Therapieansatzes routinemäßig in der Urologie eingesetzt.

Ablauf der Behandlung

Botulinumtoxin wird mittels einer Blasenspiegelung an mehreren Stellen der Blasenwand injiziert.

Der therapeutische Effekt

Durch die Botulinumtoxin-Injektion wird der Blasenmuskel teilweise „gelähmt". Die Blasenkapazität vergrößert sich, die Drangsymptomatik und die Inkontinenz werden reduziert. Die Wirkung tritt häufig erst mit zeitlicher Verzögerung nach der Injektion ein und schwächt sich nach einiger Zeit häufig wieder ab. Die Therapie kann dann jedoch problemlos wiederholt werden.

Operative Therapie der Beckenbodensenkung

Durch eine Gewebsschwäche in verschiedenen Bereichen des Beckenbodens geht eine Harninkontinenz oft mit einer Senkung eines oder mehrerer Urogenitalorgane einher. Eine operative Behandlung der Beckenbodensenkung sollte stets vor oder simultan mit, jedoch nach Möglichkeit niemals nach der Inkontinenzoperation durchgeführt werden. Es ist nämlich nicht auszuschließen, dass durch das Anheben des Beckenbodens eine Harninkontinenz neu auftreten bzw. verstärkt werden kann.

Früher wurde eine Beckenbodenoperation oft mit einer Entfernung der Gebärmutter kombiniert – eine Entscheidung, die, wie man heute weiß, gut überlegt sein sollte. Durch die Entfernung der Gebärmutter werden die Aufhängestrukturen des Beckens teilweise zerstört, sodass sich die Senkung bis hin zum totalen Vorfall noch weiter verstärken kann. Angezeigt ist eine Gebärmutterentfernung nur bei Tumorverdacht (auffälliger Abstrich), Blutungsunregelmäßigkeiten oder einer gutartigen Gebärmuttervergrößerung (Myome).

Inzwischen steht eine Vielzahl von Operationstechniken zur Verfügung, um eine Beckenbodensenkung erfolgreich zu beheben. Deshalb seien im Folgenden nur die wichtigsten erwähnt:

Vordere und hintere Plastik

Bei dieser Technik wird das Gewebe des Blasenbodens über einen Scheidenzugang zusammengerafft, somit werden Blase und Enddarm angehoben. Bei Absenkung der gesamten

Scheide kann diese mit zusätzlichen Nähten an Bandstrukturen des Beckens fixiert werden. Nachteil dieses Verfahren ist eine mittel- bis langfristig relativ hohe Rückfallquote, da das zusammengeraffte Gewebe häufig selbst sehr schwach ist. Aus diesem Grund werden die Beckenbodendefekte immer häufiger durch die Implantation von synthetischen oder biologischen Netzen behoben. Diese werden ähnlich den Schlingenopera-tionen (siehe Seite 110) bei der Inkontinenz spannungsfrei unter Blase und Enddarm fixiert.

Sakrokolpopexie

Bei der so genannten Sakrokolpopexie handelt es sich um ein Verfahren mit den derzeit besten Erfolgsaussichten. Bei dieser Methode werden über einen Bauchschnitt zwei Netze auf die Scheide aufgenäht. Der obere Anteil des Netzes wird schließlich am Kreuzbein fixiert und somit die gesenkte Scheide in ihre ursprüngliche Position gebracht. In jüngerer Zeit wird diese Operation auch zunehmend in Bauchspiegelungstechnik (Laparoskopie) durchgeführt. Vorteile dieses Zugangswegs sind eine schnellere Erholung der Patienten, eine Verkürzung der Krankenhausverweildauer und ein verbessertes kosmetisches Ergebnis.

So helfen Sie sich selbst

Als Alternative oder Ergänzung zu den von Ärzten und Therapeuten durchgeführten Behandlungen können Sie auch selbst aktiv bei der Heilung der Harninkontinenz mitwirken. Ihr eigenes Engagement ist gerade bei diesen Beschwerden sehr wichtig, denn es hängt viel davon ab, ob Sie zu Hause regelmäßig Ihre Beckenbodenmuskeln trainieren, ob Sie das Blasentraining entsprechend den ärztlichen Anweisungen durchführen, das Miktionsprotokoll genau führen und bei Übergewicht gegebenenfalls an der Gewichtsreduzierung arbeiten.

Das Beckenbodentraining

Zahlreiche Studien belegen die Wirksamkeit des Beckenbodentrainings insbesondere bei Belastungsinkontinenz (siehe Seite 53) bzw. bei Mischinkontinenz (siehe Seite 56). Das heißt jedoch nicht, dass im Falle einer Dranginkontinenz das Beckenbodentraining keine positiven Auswirkungen hat oder gar kontraproduktiv ist, denn ein starker Beckenboden ist immer von Vorteil. Aber auch im Rahmen der Vorbeugung einer Beckenbodenschwäche leistet das regelmäßige Training des Beckenbodens wertvolle Dienste. Ziel des Beckenbodentrainings ist es zu lernen, den Beckenboden bewusst ebenso kräftig wie schnell anspannen und entspannen zu können und damit die volle Kontrolle über die Beckenbodenmuskulatur zu erhalten bzw. wiederzugewinnen.

Beckenbodentraining auf CD

Diesem Buch ist eine Audio-CD beigelegt, nach der Sie die hier vorgestellten Übungen des Beckenbodentrainings in

Echtzeit durchführen können. Das erleichtert das Training insbesondere am Anfang, denn Sie können so bequem üben, ohne mitlesen zu müssen.

Dies gilt auch für schwangere Frauen, die mit dem Training die große Gewichtsbelastung des Beckenbodens durch das ungeborene Kind kompensieren und zudem beim Geburtsvorgang mit einer kräftigen und gleichzeitig elastischen Muskulatur Geburtsschädigungen des Beckenbodens begegnen können. Als sehr wichtig wird das Beckenbodentraining in der Zeit nach der Geburt betrachtet, weil es erwiesen ist, dass Schädigungen des Beckenbodens durch die Geburt einer der häufigen Gründe für eine spätere Inkontinenz sind. Deshalb gilt es, solchen Folgen schon unmittelbar nach der Geburt entgegenzuwirken.

Positive Wirkungen auch bei Männern

Die Belastungsinkontinenz bei Männern ist nicht auf Vorschädigungen des Beckenbodens zurückzuführen, sondern in der Regel auf eine Operation bei Prostatakrebs. In diesen Fällen ist das Beckenbodentraining genauso hilfreich wie bei Frauen. Zudem ist dieses Training im Vorfeld einer Prostataoperation sinnvoll, um auf eine eventuelle Inkontinenz nach der Operation gut vorbereitet zu sein. Allerdings muss angemerkt werden, dass Männer nach einer Prostataoperation zum großen Teil innerhalb eines Jahres wieder ihre Kontinenz erlangen, ohne dass sie etwas dafür tun müssen. Grundsätzlich spricht aber bei gesunden Männern nichts gegen das Beckenbodentraining. Denn dieses Training soll auch bei Erektionsstörungen und vorzeitigem Samenerguss hilfreich sein. Zudem hilft das Beckenbodentraining wie jede andere Gymnastik auch, körperlich fit zu bleiben.

Vom Physiotherapeuten in das Training einweisen lassen

Es empfiehlt sich nicht, mit dem Beckenbodentraining ohne kompetente Anleitung zu beginnen, denn Voraussetzung für ein effektives Beckenbodentraining ist die korrekte Ausführung. Ihr Arzt wird Ihnen eine physiotherapeutische Praxis in Ihrer Nähe nennen können, wo Sie in einer Reihe von Sitzungen in das Beckenbodentraining eingewiesen und auch schon Trainingseinheiten absolvieren werden. Zudem ist es insbesondere am Beginn des Trainings sicher angenehm, in einer Gruppe Gleichgesinnter zu trainieren – das macht mehr Spaß und lässt die Motivation spürbar steigen. Unsere Trainingsanleitungen (ab Seite 117) werden Sie dann gut gebrauchen können, wenn Sie nach den ersten Schritten in der Gruppe zu Hause weitertrainieren wollen.

Dauer und Intensität des Trainings

Das Beckenbodentraining sollte nach Möglichkeit täglich ausgeübt werden. Ideal ist es, wenn Sie sich dafür etwa 30 Minuten Zeit nehmen könnten. Auch wenn Sie berufstätig sind, sollten Sie sich diese Zeit nehmen. Ist dies zeitlich nicht möglich, können Sie die Trainingsschwerpunkte so setzen, dass Sie an den freien Tagen zweimal trainieren. Trotzdem sollten Sie an den Arbeitstagen nicht völlig ohne Training sein – dafür bieten wir Ihnen ein Kurztraining für Eilige an, das etwa fünf bis zehn Minuten in Anspruch nimmt (siehe Seite 139). Auch wenn Sie nicht täglich trainieren, sollten Sie trotzdem auf ein regelmäßiges Training achten.

Das Beckenbodentraining ist wie das Training einer beliebigen Sportart langfristig angelegt. Es würde nicht schaden, das Beckenbodentraining viele Jahre lang auszuüben. Wenn Sie dazu aber keine Lust haben, sollten Sie auf jeden Fall so lange üben, wie die Inkontinenz besteht. Wenn Sie sich jedes Mal überwinden müssen zu trainieren, so betrachten Sie jede kleine Verbesserung der Inkontinenz als Motivation weiterzuüben.

Die Muskulatur im Unterleib als Funktionseinheit

Vorrangiges Ziel dieses Trainings ist die Stärkung der Beckenbodenmuskulatur. Ein Blick auf die Anatomie des Bauchraums zeigt uns aber, dass dieser Bereich als eine funktionelle Einheit betrachtet werden muss, sodass die Kräftigung von Bauch-, Gesäß- und Oberschenkelmuskeln trotzdem nicht vernachlässigt werden sollte. Deshalb sind in einem speziellen Training des Beckenbodens auch Übungen zur Kräftigung der Bauch- und Gesäßmuskulatur angebracht (auch in unserem Beckenbodentraining sind solche Übungen integriert). Sie müssen jedoch beim Beckenbodentraining darauf achten, dass Sie die Beckenbodenmuskeln bewusst wahrnehmen und sie ohne Mitwirkung der anderen Muskeln aktivieren können. Deshalb sind die Wahrnehmungsübungen vor und zu Beginn des Beckenbodentrainings sehr wichtig.

Den Beckenboden kennen lernen

Wer sich noch nicht aktiv mit der Beckenbodenmuskulatur befasst hat, ist sich häufig der Existenz und damit auch der Lage dieser Muskelgruppe nicht bewusst. Deshalb ist es insbesondere vor einem Beckenbodentraining notwendig, erst einmal den Beckenboden zu „erforschen", indem Sie diese Muskeln lokalisieren können. Denn es ist am Anfang nicht leicht, die Wirkung von Bauch-, Gesäß- und Beckenbodenmuskeln zu unterscheiden. Mit etwas Übung wird dies jedoch gut gelingen.

Es wäre sinnvoll, wenn Sie mit der „Erforschung" Ihres Beckenbodens schon vor dem ersten Termin beim Physiotherapeuten beginnen würden, weil Sie dann für die Übungen offener sind.

Kurz den Harnstrahl unterdrücken

Ein herkömmliches erstes Mittel, die Wirkung der Beckenbodenmuskeln unmittelbar zu spüren, ist es, den Harnstrahl beim Wasserlassen kurzfristig zu unterbrechen. Der Druck, den Sie vor allem zu Beginn der Unterbrechung spüren, wird ausschließlich von Muskeln des Beckenbodens verursacht. Als Mittel für ein erstes Erfühlen reicht das aus – lassen Sie gleich wieder los und wiederholen Sie diese Prozedur nicht. Sie dient auch keinesfalls als Übung im Beckenbodentraining.

Verschlussmuskeln erforschen

Das Ertasten der Beckenbodenmuskeln ist eine weitere effektive Möglichkeit der „Erforschung" Ihres Beckenbodens. Für eine Ertastung eignen sich insbesondere die Muskeln, die die „Durchlässe" durch den Beckenboden umgeben. Bei der Frau sind dies die Harnröhre, die Scheide und der After. Schlecht zu ertasten sind bei Mann und Frau die Muskeln um die Harnröhre, sodass die Frau diesen Test am besten in der Scheide macht, wogegen sich der Mann auf den After konzentrieren muss.

- Legen Sie sich auf den Rücken, winkeln Sie die Beine etwas an und führen Sie einen Finger in die Scheide bzw. in den After ein.

- In der Scheide müssen Sie vermutlich etwas probieren oder auch zwei Finger einführen, um den Muskelverschluss ertasten zu können. Versuchen Sie, Ihre Finger in der Scheide „einzufangen", ohne die Gesäßmuskel zusammenzuzwicken oder die Beine zusammenzupressen. Es genügt, die Finger in der Scheide zu erspüren und nur dort ein wenig dagegenzudrücken. Spielen Sie etwas damit, indem Sie drücken und loslassen und dabei den Druck immer etwas mehr verstärken. Es ist am Anfang nicht einfach, aber probieren Sie so lange, bis Sie nicht mehr reflexartig andere Muskeln mit anspannen. Zusätzlich können Sie für die Wahrnehmungskontrolle in der Scheide mit den Fingerkuppen leicht von innen nach außen auf den Beckenboden drücken.

- Im After spüren Sie den Verschlussdruck der Beckenbodenmuskulatur in beeindruckender Weise, wie stark und trotzdem elastisch die Muskulatur ist, die Ihren Finger umschließt. Achten Sie wegen der Infektionsgefahr gegebenenfalls darauf, dass Sie denselben Finger nicht vorher in den After und unmittelbar danach in die Scheide einführen.

Das Ausmaß des Beckenbodens erkennen
Wie eine Hängematte spannt sich die Beckenbodenmuskulatur unsichtbar zwischen den Beinen vom Schambein bis zum Steißbein (siehe Seite 41). Dass dies eine recht große Fläche ist, können Sie mit den Händen gut ertasten.

- Stehen Sie aufrecht mit leicht gespreizten Beinen und legen Sie die rechte Hand auf das Schambein mit den Fingern nach hinten in Richtung Gesäß.

- Die linke Hand legen Sie mit der Fläche auf das Kreuzbein und mit den Fingern umklammern Sie die Sitzbeine.

- Nun üben sie maximalen Druck auf Scham- und Sitzbein aus und drücken Sie dabei kräftig nach oben. Dabei spannen Sie die Beckenbodenmuskulatur so lange und so kräftig an, wie Sie können. Atmen Sie während der Anspannung langsam aus.

- Es müsste sich jetzt an allen Stellen zwischen Beinen, Steißbein und Schambein ein leichtes Druckgefühl einstellen. So können Sie die Ausdehnung des Beckenbodens gut einschätzen.

- Entspannen Sie doppelt so lange, wie Sie angespannt haben.

Was benötigen Sie zum Beckenbodentraining zu Hause?

- Für das Üben auf dem Boden verwenden Sie eine nicht zu weiche Unterlage, die auf dem Boden nicht rutschen kann. Grundsätzlich ist deshalb ein Teppichboden besser geeignet als ein glatter und harter Holzboden. Entsprechend ist die Unterlage so zu wählen, dass Sie komfortabel die Bodenübungen durchführen können. Die Unterlage muss lang genug sein, dass Sie ausgestreckt auf ihr liegen können. Am besten kommen Sie mit einer Gymnastikmatte zurecht, die Sie schon ab etwa 10 Euro im Sportfachhandel beziehen können.

- Für einige der hier vorgestellten Übungen benötigen Sie auch einen ungepolsterten Stuhl oder Hocker, auf dem Sie so sitzen können, dass Ihre Fußsohlen ganz auf dem Boden aufliegen.

- Ein nicht zu kleines Handtuch sollten Sie, zu einer etwa 10 Zentimeter dicken Rolle gerollt, in Reichweite haben, denn Sie benötigen es für eine der Übungen.

- Ihre Kleidung sollte bequem und funktionell sein. Bewährt hat sich eine Kombination aus Leggins und eng anliegendem Oberteil, über die Sie zu Beginn einen leichten Trainingsanzug anziehen können, bis Sie warm genug für die leichtere Bekleidung sind.

- Schuhe sind bei den Bodenübungen eher hinderlich – wenn Ihnen ohne Schuhe an den Füßen zu kalt ist, sind so genannte „Stoppersocken" eine gute Alternative.

ACHTUNG!

Wenn Sie während des Trainings Schmerzen verspüren, es Ihnen übel wird oder Sie anderweitige Beschwerden wahrnehmen, brechen Sie das Training umgehend ab. Legen Sie sich entspannt auf den Rücken und spüren Sie den Beschwerden nach. Klingen sie ab, können Sie am nächsten Tag einen neuen Versuch starten. Dauern die Beschwerden an oder treten sie während des nächsten Trainings wieder auf, sollten Sie unbedingt den Arzt aufsuchen oder im Extremfall den Notarzt rufen!

Die Beckenbodenübungen

Bevor Sie mit den Übungen beginnen, sollten Sie Ihren Beckenboden bereits erforscht haben und wissen, wo und wie die entsprechenden Muskeln zu spüren sind. In der physiotherapeutischen Praxis haben Sie schon die Grundlagen gelernt. Wenn Sie dort für den Hausgebrauch Übungsvorlagen mitbekommen haben, dann vergleichen Sie die Übungen mit den hier vorgestellten und fügen Sie solche, die Sie gern übernehmen würden, einfach in die Übungen aus diesem Buch am Ende des Trainings ein. Mehr als 45 Minuten täglich sollten Sie in den ersten Wochen jedoch nicht trainieren.

Übung 1: Die tägliche Wahrnehmungsübung

Zu Beginn des Beckenbodentrainings absolvieren wir eine kurze Übung, um Ihre Wahrnehmung für die Beckenbodenmuskulatur kontinuierlich zu trainieren.

- Setzen Sie sich auf den Stuhl ganz nach hinten und halten Sie den Oberkörper gerade. Einen großen Teil Ihres Gewichts absorbieren zwar die Beckenknochen, trotzdem spüren Sie einen Teil des Gewichts auch im Beckenboden im Bereich des Afters und des Damms.

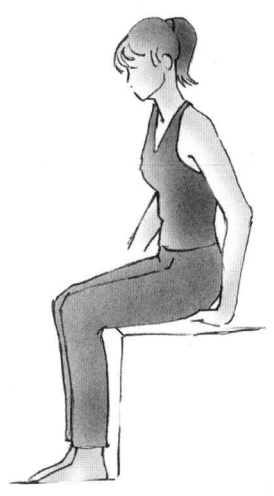

- Verlagern Sie jetzt das Gewicht etwas nach vorne und hinten und auch nach links und rechts.

Sie balancieren mit diesen Bewegungen auf den Sitzbeinen und bewegen den Beckenboden mit.

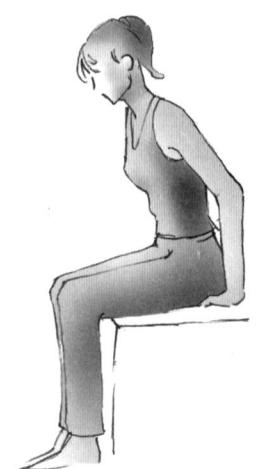

- Beugen Sie nun den aufrechten Oberkörper etwas nach vorn, ohne ein Hohlkreuz zu machen. Sie spüren schon während der Bewegung nach vorn, dass sich der Gewichtsdruck etwas von den Sitzbeinen auf die Oberschenkel verlagert.

- Auch die Gewichtsbelastung des Beckenbodens nimmt zu und Sie spüren den Druck jetzt im Bereich der Scheide bzw. der Peniswurzel. Männer verspüren diese Gewichtsverlagerung auf den vorderen Teil des Beckenbodens stärker, weil der hintere Teil des Penis und die Schwellkörpermuskeln direkt belastet werden.

- Bewegen Sie sich eine Minute lang langsam von vorne nach hinten und umgekehrt.

Übung 2: Richtiges Atmen

Die richtige Atemtechnik ist eine der Grundvoraussetzungen für ein erfolgreiches Beckenbodentraining. Denn durch die Bewegung des Zwerchfells beim Ein- und Ausatmen wird auch der Bauchraum beeinflusst. Beim Einatmen senkt sich das Zwerchfell, sodass sich die Organe im Bauch etwas nach unten senken und der Beckenboden entsprechend elastisch leicht nachgibt. Beim Ausatmen weicht die Luft aus der

Lunge und das Zwerchfell steigt wieder etwas an, wodurch der Beckenboden die Bauchorgane wieder anheben kann.

Diesen Zusammenhang zwischen Atmung und Beckenboden sollten Sie sich bewusst machen. Denn damit wird verständlich, dass Sie während einer Belastung immer ausatmen und dementsprechend bei Entlastung einatmen sollten. Versuchen Sie, dieses Prinzip im Alltag umzusetzen, indem Sie beispielsweise beim Hochheben einer schweren Last ausatmen! Das will geübt sein, denn viele Menschen handeln diesem Prinzip gerade entgegengesetzt.

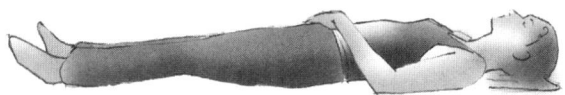

- Nehmen Sie mit leicht angewinkelten Beinen die Rückenlage ein. Legen Sie beide Hände zwischen Schambein und Nabel auf den Bauch.

- Schließen Sie die Augen und atmen Sie gleichmäßig ein und aus. Mit den Händen spüren Sie, wie sich die Bauchdecke beim Einatmen etwas hebt und beim Ausatmen senkt.

- Atmen Sie nun tiefer ein und versuchen Sie, die Atmung bewusst „in den Bauch" zu lenken. Fühlen Sie, wie sich der Bauchraum nach allen Seiten ausdehnt und Ihre Hände angehoben werden. Der Beckenboden bewegt sich dabei nach unten und entspannt sich.

- Atmen Sie nun gleichmäßig und langsam wieder aus, bis Sie den Eindruck haben, dass alle Luft aus den Lungen gewichen ist. Sie spüren dabei mit den Händen, wie sich die Bauchmuskeln zurückziehen, der Bauchraum kleiner wird und sich der Beckenboden nach oben und innen bewegt und anspannt. Versuchen Sie, den Bauchraum so klein wie möglich zu machen. Das langsame und gleichmäßige Ausatmen können Sie durch die so genannte Lippenbremse unterstützen, indem Sie nur durch den Mund mit fast geschlossenen Lippen ausatmen.

- Wiederholen Sie diese angenehme und entspannende Atemübung zehnmal.

- Bleiben Sie noch ein paar Sekunden liegen und spüren Sie Ihrem „Bauchgefühl" nach.

Übung 3: Die Umkehr der Druckverhältnisse

Diese den Beckenboden sehr schonende Übung wird in einer Lage durchgeführt, in der die Druckverhältnisse im Bauch umgekehrt, ja fast auf den Kopf gestellt werden. Denn indem Sie sich kniend mit den Ellbogen auf den Boden stützen, wird der Beckenboden zum höchsten Punkt des Körpers. Die Bauchorgane rutschen auf das Zwerchfell, wodurch der Beckenboden stark entlastet wird und er sich entsprechend der umgekehrten Schwerkraftverhältnisse etwas nach innen wölben kann. Wenn Sie in dieser Stellung langsam und kräftig ein- und ausatmen, wird der Beckenboden durch die Dynamik des Zwerchfells schonend bewegt. Diese Übung können Sie auch absolvieren, wenn Ihre Beckenbodenmuskeln sehr schwach sind.

- Knien Sie sich auf die Matte, indem Sie zwischen den Knien etwa 40 Zentimeter Abstand lassen, sodass Sie während der Übung das Gleichgewicht nicht verlieren. Stützen Sie sich zunächst kurz mit den Armen, dann mit den Ellbogen nach vorne auf. Den Kopf legen Sie bequem auf Ihre Unterarme. Die Oberschenkel sollten senkrecht stehen.

- Bleiben Sie zunächst nur flach atmend etwa eine Minute lang in dieser Stellung. Spüren Sie das wohlige, entlastete Gefühl im gesamten Unterleib.

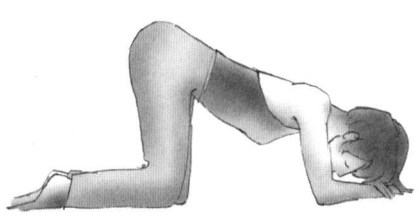

- Atmen Sie nun langsam und kräftig ein und aus. Benutzen Sie wieder die Lippenbremse, indem Sie durch den Mund und die fast geschlossenen Lippen ausatmen. Wiederholen Sie dies zehnmal.

- Atmen Sie weiter wie bisher, unterstützen sie nun den Beckenboden bei seiner Tätigkeit. Hierzu drücken Sie beim Ausatmen mit allen Muskeln des Unterbauchs kräftig nach, bis Sie komplett ausgeatmet haben. Während des Einatmens lockern Sie die Muskeln wieder. Diese Übung wiederholen Sie fünfmal.

Übung 4: Den Beckenboden anspannen ...

Wir haben bereits ausgeführt, wie und wo Sie am besten die Anspannung des Beckenbodens durch Ertasten in Ruhelage wahrnehmen können. Nun werden Sie eine Übung machen, mit der Sie die Anspannung des Beckenbodens auch innerhalb des Trainings ertasten können, ohne sich ausziehen zu müssen. Denn nicht nur an den Verschlüssen des Beckenbodens können Sie die Kraft der Anspannung spüren, sondern auch im Bereich des Damms, der Teil des Beckenbodens ist.

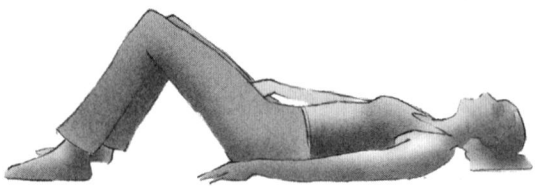

- Legen Sie sich entspannt auf den Rücken und ziehen Sie die Beine so weit an, dass Unter- und Oberschenkel ungefähr einen rechten Winkel bilden und die Fußsohlen ganz auf dem Boden aufliegen. Die Beine spreizen Sie leicht, sodass Sie bequem die Dammregion mit einer Hand ertasten können. Die andere Hand legen Sie neben dem Gesäß ab.

- Legen Sie die Finger mit leichtem Druck auf den Damm.

- Atmen Sie wieder tief in den Bauch ein und wieder aus. Spüren Sie unter den Fingern auf dem Damm die leichten Bewegungen der Beckenbodenmuskulatur. Konzentrieren Sie sich darauf und atmen Sie zehnmal langsam ein und aus.

- Nun wird es schwieriger: Versuchen Sie, Scheide und After (bzw. Penis und After) einander näherzubringen. Dies ist tatsächlich zu schaffen, wenn sich der Beckenboden etwas hebt und dementsprechend leicht zusammenzieht. Es handelt sich natürlich nur um Millimeter, aber Sie sollten dies ausschließlich mit den Beckenbodenmuskeln schaffen. Gesäß- und Oberschenkelmuskeln dürfen sich dabei nicht bewegen – überprüfen Sie mit der freien Hand, ob sie entspannt bleiben. Versuchen Sie diese Übung etwa eine Minute lang.

- Am leichtesten spüren Sie am Damm die Bewegung des Beckenbodens, wenn Sie den After zusammenziehen, also die Verschlussmuskulatur dieser Beckenbodenöffnung kräftig aktivieren. Spannen und entspannen Sie die Muskulatur langsam zehnmal und vergessen Sie dabei die richtige Atmung nicht: Anspannen und gleichzeitig ausatmen, entspannen und gleichzeitig einatmen.

Übung 5: ... und entspannen

Es ist genauso wichtig, die Muskulatur vollständig zu entspannen, wie sie anzuspannen. Auch das bedarf der Übung. Nur ein Muskel, der sich völlig entspannt, kann mit voller Kraft wieder anspannen, also kontrahieren, und umgekehrt.

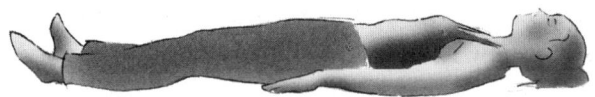

- Bleiben Sie in der Rückenlage entspannt liegen, strecken Sie die Beine locker aus und legen Sie die Arme leicht gestreckt neben den Körper.

- Überprüfen Sie durch reines Nachspüren von innen, ob von Kopf bis Fuß alle Muskeln auch wirklich völlig entspannt sind. Das ist gar nicht so leicht, wie es sich anhört. Sie werden daher ein wenig Zeit brauchen, bis Sie das Gefühl haben, dass tatsächlich nichts mehr angespannt ist.

- Auch der Beckenboden muss völlig entspannt sein, um ihn dann wieder kräftig anspannen zu können. Machen Sie die Probe: Spannen Sie den Verschlussmuskel des Afters ein wenig an und lassen Sie wieder los. Spielen Sie ein wenig damit, bis Sie sicher sein können, dass Ihr Beckenboden ganz entspannt ist.

- Nun spannen Sie Ihren Beckenboden kräftig an und halten die Spannung so lange an, wie Sie es schaffen, aber nicht länger als 30 Sekunden. Achten Sie darauf, dass sich keine anderen Muskeln mit anspannen, insbesondere nicht die Gesäßmuskeln.

- Nun entspannen Sie wieder.

- Wiederholen Sie diese Übung nach einer kleinen Pause noch etwa viermal.

Übung 6: Atmen gegen den Boden

Der unnachgiebige Boden unterstützt das Gefühl für die richtige Atmung, indem beim Einatmen das Druckgefühl nach vorne und beim Ausatmen die Entlastung gut spürbar ist.

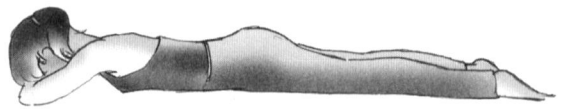

- Legen Sie sich auf den Bauch und betten Sie den Kopf bequem auf die Unterarme. Das Becken liegt flach auf dem Boden auf.

- Entspannen Sie sich und lassen Sie den Atem zunächst ruhig fließen. Spüren Sie, wie sich die Bauchmuskeln beim Einatmen leicht an den Boden schmiegen.

- Nun beginnen Sie, langsam und kräftig ein- und auszuatmen. Denken Sie wieder an das Prinzip „Ausatmen ist anspannen". Spannen Sie dementsprechend beim Ausatmen den Beckenboden an und drücken Sie dabei kräftig mit dem Schambein gegen den Boden. Versuchen Sie, diesen Druck ausschließlich aus dem Bauch heraus auf das Schambein auszuüben, also nicht mit dem Oberbauch, den Oberschenkeln, den Rückenmuskeln und auch nicht mit den Armen nachdrücken. Das erfordert etwas Übung, aber verzagen Sie nicht, denn jede Art von gezielter körperlicher Bewegung muss geübt werden. Die „Lippenbremse" verhindert, dass Sie zu schnell ausatmen.

- Beim Einatmen lassen Sie locker und „weiten" den Bauchraum, sodass der Beckenboden sich entspannen kann. Halten Sie dabei mit dem Bauch den Bodenkontakt.

- Wiederholen Sie diese Übung maximal zehnmal. Wenn Ihnen das noch nicht gelingt, bleiben Sie eine Weile ruhig liegen und erholen sich.

Eine Variante dieser Übung dient zur Kräftigung der Bauchmuskulatur allgemein:

- Bleiben Sie zunächst entspannt in der Ausgangslage liegen und atmen Sie tief und langsam.

- Nun drücken Sie beim Ausatmen mit den Oberschenkeln gegen den Boden, sodass sich das Becken etwas anhebt.

Sie müssen dabei mit dem Bauch nicht den Bodenkontakt verlieren, aber Schambein und Hüftknochen sollten etwas abheben und deutlich entlastet werden. Ideal wäre es, wenn Arme, Brustkorb, Knie und Füße nicht bewegt werden. Halten Sie beim Anspannen nicht die Luft an, sondern atmen Sie weiter aus.

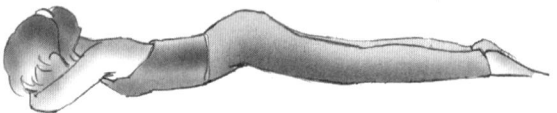

- Diese Übung führen Sie maximal fünfmal aus.

Übung 7: Becken- und Beinbewegungen koordinieren

Um die Koordination von Becken- und Beinbewegungen einerseits zu koordinieren und andererseits Becken und Beine unabhängig voneinander aktivieren zu können, wurde die folgende Übung entwickelt:

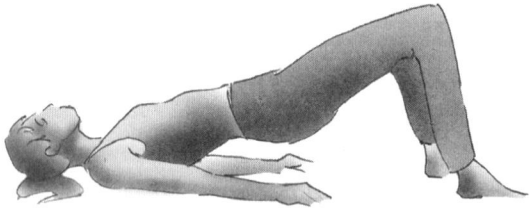

- Legen Sie sich auf den Rücken und stellen Sie die Beine an. Achten Sie darauf, dass der Schulter- und Nackenbereich gut gepolstert ist. Lassen Sie so viel Abstand zwischen den Beinen, dass die Beine locker und stabil ohne Kraftaufwand stehen bleiben. Die Hände liegen mit den Flächen nach oben bequem neben dem Gesäß.

- Atmen Sie langsam und kräftig und konzentrieren Sie sich dabei auf den Beckenboden.

- Spannen Sie nun beim Ausatmen die Beckenbodenmuskulatur an. Während der Anspannung drücken Sie die Knie zusammen und heben Sie das Gesäß so weit an, bis die Hüfte vollständig gestreckt ist.

- Halten Sie die Spannung an, solange Sie mit der „Lippenbremse" möglichst langsam ausatmen. Dann atmen Sie langsam wieder ein und senken das Becken ab.

- Wiederholen Sie diese Übung noch zweimal.

- Es ist nicht tragisch, wenn diese Übung nicht gleich klappt, denn die Bewegungskoordination ist nicht so leicht, wie sie auf den ersten Blick erscheint. Geben Sie nie auf und versuchen Sie es in den nächsten Trainingseinheiten nochmals.

Übung 8: Für die Stärkung der Bauchmuskeln

Wie bereits erwähnt, sollten Sie die Kräftigung der Bauchmuskeln, die im ständigen Zusammenspiel mit den Beckenbodenmuskeln stehen, nicht vernachlässigen.

- Legen Sie sich auf den Bauch, stützen Sie sich mit den Händen auf und gehen Sie kniend in die so genannte Brückenstellung. Dabei liegen die Hände flach auf dem Boden, die

Arme sind durchgestreckt und bilden, wie auch die Oberschenkel, einen rechten Winkel zum Boden.

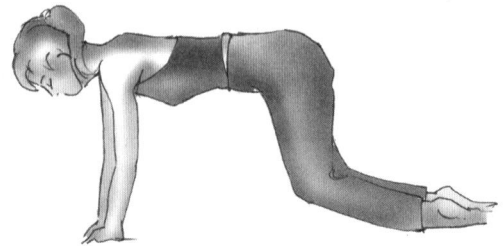

- Der Rücken sollte weder einen Katzenbuckel noch ein Hohlkreuz bilden, sondern eine waagrechte gerade Linie vom Kopf bis zum Gesäß darstellen.

- Spannen Sie nun die Bauchmuskeln kräftig an und wippen Sie dreimal unmittelbar hintereinander mit den Knien auf und ab.

- Wiederholen Sie die Übung noch viermal.

Übung 9: Alle Muskeln im Beckenbereich gemeinsam trainieren

Sehr umfassend trainieren Sie mit dieser schwungvollen Übung alle Muskeln im Beckenbereich gemeinsam. Denn wie bereits erwähnt, sind diese Muskeln als Einheit zu betrachten, weil sie viele Bewegungen gemeinsam koordinieren.

- Legen Sie sich auf den Rücken und stellen Sie die Beine leicht an, sodass Ober- und Unterschenkel etwa einen 90-Grad-Winkel bilden. Stellen Sie die Füße flach auf den Boden.

- Die Lendenwirbelsäule drücken Sie fest auf den Boden, die Arme legen Sie locker an der Seite ab und die Handflächen zeigen nach unten.

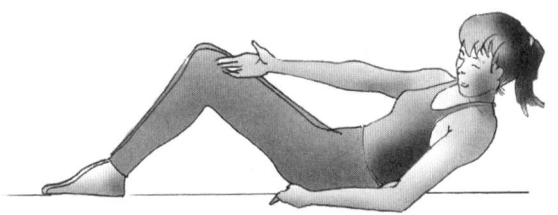

- Nun spannen Sie die Rumpfmuskulatur an und ziehen Sie den rechten Arm zum linken Knie und lassen Sie den Kopf mit der Bewegung vom Boden abheben.

- In dieser leicht gekrümmten angespannten Körperhaltung verbleiben Sie drei Sekunden und lassen Sie sich dann wieder nach hinten sinken. Legen Sie die Hand wieder auf den Boden und ruhen Sie ein paar Sekunden. Dann wiederholen Sie die Übung auf der anderen Körperseite, indem Sie mit der linken Hand zum rechten Knie gehen.

- Wenn möglich, wiederholen Sie die Übung fünfmal. Wenn Sie es nicht so oft schaffen, dann bleiben Sie einfach etwas liegen und ruhen sich aus.

Übung 10: Im Reitersitz den Beckenboden kräftigen

Für die nächste Übung benötigen Sie den Stuhl und die Handtuchrolle. Die Handtuchrolle sollte etwa 10 Zentimeter Durchmesser aufweisen. Indem sich die Handtuchrolle im Reitersitz mit leichtem Druck zwischen Schambein und

Sitzbeinen an den gesamten Beckenboden anschmiegt, wird jede Bewegung direkt in den Bereich von After, Scheide und Harnröhre übertragen und so ein effektives Training des Beckenbodens ermöglicht.

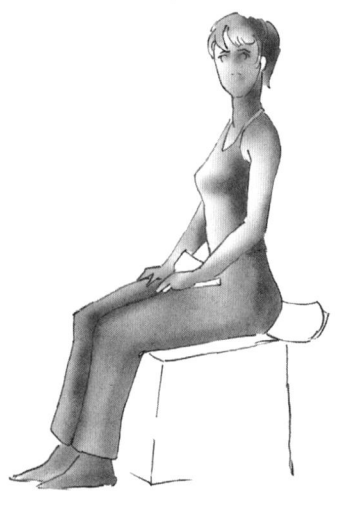

- Legen Sie die Handtuchrolle längs auf den Stuhl und setzen Sie sich mit nur leicht geöffneten Beinen auf die Rolle. Die Rolle ragt vorne und hinten heraus und sollte gerade so zwischen Ihre Beine passen, sodass die Beine die Rolle umklammern und diese seitlich stabilisieren.

- Stellen Sie die Füße flach auf dem Boden auf und lassen Sie die Hände locker auf den Knien liegen. Den Rücken halten Sie aufrecht etwas nach hinten geneigt, sodass Ihr Gewicht auf dem hinteren Teil des Beckenbodens ruht. Versuchen Sie, möglichst locker und entspannt zu sitzen, ohne die aufrechte Haltung aufzugeben.

- Beginnen Sie nun, tief und langsam zu atmen. Beim Ausatmen versuchen Sie, die Handtuchrolle mit den Beckenbodenmuskeln zu umfassen, ohne die Oberschenkel- und Gesäßmuskeln zu bewegen. Sie fühlen, wie sich der Beckenboden im Bereich von Harnröhre und Scheide nach innen zieht.

- Atmen Sie zehnmal und versuchen Sie, die Anspannung beim Ausatmen Schritt für Schritt zu erhöhen.

Variante: Diese Übungen sind in vereinfachter Form noch wirksamer, wenn Sie die Gelegenheit haben, sie auf einem Fahrradsattel zu absolvieren. Denn der Fahrradsattel weist massiven direkten Kontakt mit den Beckenbodenmuskeln auf. Wenn Sie viel mit dem Fahrrad fahren, können Sie diese Übung oft und ohne Aufwand durchführen.

- Suchen Sie sich eine längere gerade und verkehrsfreie Strecke aus, auf der Sie das Fahrrad auslaufen lassen können. Atmen Sie wie oben beschrieben aus und spannen Sie dabei den Beckenboden an. Sie spüren, wie Ihre Beckenbodenmuskulatur den Fahrradsitz praktisch umklammert.

- Atmen Sie ein und entspannen Sie dabei den Beckenboden.

Beckenbodentraining für Eilige

Wenn Sie berufstätig sind, haben Sie vielleicht keine Zeit, täglich 30 Minuten lang ein Beckenbodentraining zu absolvieren. Wir haben aus diesem Grund für Sie eine kleine Trainingseinheit zusammengestellt, die insgesamt nur etwa sieben bis acht Minuten in Anspruch nimmt. Sie kann jedoch nicht das gesamte Trainingsprogramm ersetzen. Und Sie sollten vorher zumindest einmal die Wahrnehmungsübungen und alle Übungen des kompletten Trainings absolviert haben, um mit den Grundkenntnissen vertraut zu sein.

Nutzen Sie deshalb diese kurze Trainingseinheit wirklich nur an Arbeitstagen und gleichen Sie sie mit dem gesamten Programm an den freien Tagen wieder aus. Sie benötigen für das Kurztraining (Gymnastik-)Matte, Handtuch und einen schweren Gegenstand, wie beispielsweise einen vollen Wasserkasten.

Übung 1 (11): Wahrnehmung und Anspannung

Das Ziel der Übung ist es, gleichzeitig die Beckenbodenmuskeln wahrzunehmen und sie zu trainieren. In der Kürze der Zeit, die Ihnen zur Verfügung steht, müssen Sie zumindest effektiv trainieren, um einen motivierenden Trainingserfolg zu erleben.

- Legen Sie das Handtuch so weit zusammen, dass es etwa zehn Zentimeter dick ist und bequem unter Ihr Gesäß passt.

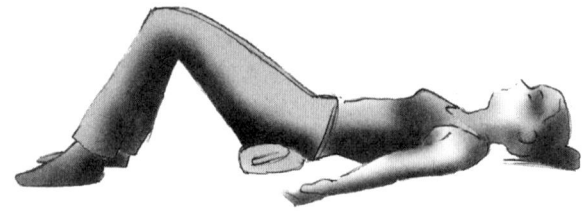

- Legen Sie sich in Rückenlage auf die Matte und schieben Sie das zusammengelegte Handtuch unter Ihr Gesäß.

- Die Arme liegen schräg nach außen vom Körper abgewinkelt mit den Handflächen nach oben.

- Das Becken ist durch das Handtuch etwas hoch gelagert, sodass die Bauchorgane kaum mehr Druck auf den Beckenboden ausüben, aber auch nicht auf dem Zwerchfell auflie gen. Atmen Sie langsam aus, spannen Sie den Beckenboden etwas an und spüren Sie das wohlige und „schwebende" Gefühl in Ihrem Bauch.

- Atmen Sie nun tief ein. Beim Ausatmen spannen Sie den Beckenboden an und halten Sie die Spannung so lange aufrecht, wie das Ausatmen andauert. Versuchen Sie, mithilfe der Lippenbremse das Ausatmen zu verzögern, sodass Sie fünf bis zehn Sekunden die Spannung halten können. Sie können die Anspannung verstärken, indem Sie die Hände dabei auf den Boden pressen.

- Atmen Sie langsam wieder ein und entspannen Sie alle Muskeln.

- Wiederholen Sie diese Übung noch viermal.

Übung 2 (12): Beckenboden- und Bauchmuskulatur zusammen trainieren

Mit dieser Bodenübung in Rückenlage werden sowohl die Becken- als auch die Bauchmuskulatur zusammen trainiert.

- Bleiben Sie in der Rückenlage auf der Matte liegen.

- Die Arme liegen entlang des Körpers mit den Handflächen nach oben.

- Strecken Sie nun die Beine nach oben und verschränken Sie sie, sodass der rechte Fuß auf der linken und der linke Fuß auf der rechten Seite ist. Unterstützen Sie mit den Armen auf dem Boden eine stabile Position der Beine.

- Spannen Sie beim lang-samen Ausatmen, unter-stützt durch die Lippen-bremse, die Beckenboden-muskeln an. Atmen Sie wieder langsam ein und entspannen Sie. Die Übung ist anstrengend, weil die Bauchmuskeln in dieser Position mit der Stabilisie-rung der Beine schwere Ar- 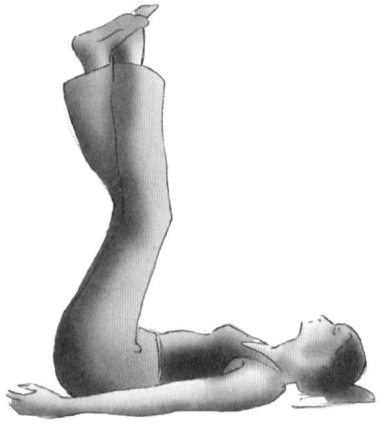 beit leisten müssen und die Anspannung der Beckenboden-muskeln zusätzliche Kraft und Konzentration erfordert.

- Wiederholen Sie die Übung noch viermal.

- Legen Sie die Beine auf den Boden und ruhen Sie 30 Sekun-den aus.

- Nun steigern wir den Schwierigkeitsgrad noch ein wenig: Spannen Sie die Bauchmuskeln an, während Sie langsam ausatmen, und heben Sie das Gesäß ein paar Zentimeter vom Boden ab. Dazu dürfen Sie aber keinen Schwung über die Rückenmuskeln nehmen, sondern heben Sie das Becken langsam an. Halten Sie die Spannung aufrecht, solange Sie ausatmen. Halten Sie nicht den Atem während der Span-nung an.

- Atmen Sie wieder ein und lassen Sie das Becken langsam wieder auf den Boden absinken.

- Wiederholen Sie auch diese Übung noch viermal.

Übung 3 (13): Übung für den Alltag – richtig heben

Im Alltag ist es häufig nicht zu vermeiden, dass Sie einen schweren Gegenstand heben und tragen müssen. Das kann die Wasserkiste genauso sein wie das schwere Paket oder auch ein Kleinkind. Wenn Sie eine Last, die auf dem Boden vor Ihnen steht, dauerhaft mit einer falschen Technik hochheben, können Sie Ihre Beckenbodenmuskulatur (und Ihre Wirbelsäule) nachhaltig schädigen. Deshalb sollten Sie jetzt diese Übung absolvieren, in der Sie lernen bzw. trainieren, wie Sie ein Gewicht richtig anheben:

- Stellen Sie sich mit leicht gespreizten Beinen so vor den Gegenstand, dass er schon fast zwischen Ihren Beinen steht.

- Ihre Fußspitzen zeigen nach vorne und Ihr Rücken ist gerade.

- Beugen Sie nun nicht den Oberkörper mit gestreckten Beinen nach unten, sondern gehen Sie zuerst halb in die Hocke und beugen Sie dann den geraden Oberkörper in Richtung der Last nach vorne, bis Sie den Gegenstand fassen können. Atmen Sie während dieses Vorgangs ein.

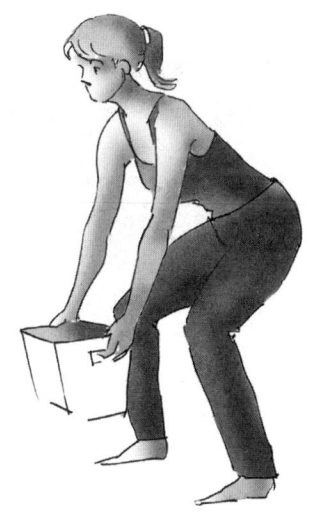

- Nun beginnen Sie mithilfe der Lippenbremse auszuatmen. Spannen Sie gleichzeitig den Beckenboden und heben Sie den Gegenstand an. Dabei strecken Sie zunächst nur die Knie durch, ohne den Oberkörper aufzurichten. Erst wenn Ihre Knie ganz durchgestreckt sind, bringen Sie den Oberkörper in die aufrechte Position.

• Gehen Sie in umgekehrter Reihenfolge vor, wenn Sie die Last wieder auf dem Boden abstellen müssen.

• Diese Praxisübung wiederholen Sie fünfmal.

Schluss

Bleiben Sie noch ein wenig liegen. Spüren Sie von innen nach, ob alle Muskeln entspannt sind. Genießen sie den Zustand der Entspannung, lassen Sie die Gedanken fließen und beenden Sie in diesem wohligen Gefühl die Übungseinheiten.

Training mit Vaginalkonen

Als häufig wirksame Ergänzung zum Beckenbodentraining oder auch unabhängig vom Beckenbodentraining hat sich das Training mit Vaginalkonen erwiesen. Der Zeitaufwand für das Training beträgt täglich 15 bis 20 Minuten – am besten am Morgen, nachdem Sie die Blase entleert haben. Diese Zeit müssen Sie nicht wirklich zusätzlich zum Beckenbodentraining aufwenden, weil Sie den Vaginalkonus während leichter Arbeit tragen können. Allerdings ist es nicht ratsam, dieses Training in stehender oder sitzender Tätigkeit zu absolvieren. Am besten ist es, sich bei leichter Tätigkeit in Bewegung zu halten, ohne längere Zeit stehen zu bleiben.

Bevor Sie das Training mit Vaginalkonen beginnen, sollten Sie jedoch mit Ihrem Arzt oder Physiotherapeuten darüber sprechen. Bekommen Sie grünes Licht für dieses Training, wäre es sinnvoll, sich nach Bezugsmöglichkeiten in Ihrer örtlichen Umgebung zu erkundigen. Sie können die Vaginalkonen aber auch über das Internet beziehen.

Was sind Vaginalkonen?

Vaginalkonen sind etwa zwei bis drei Zentimeter dicke abgerundete Kegelchen, die etwa die halbe Länge eines normalen Menstruationstampons aufweisen. An einem Ende des Konus ist ein Faden befestigt, mit dem der Konus wieder aus der Scheide gezogen werden kann.

Im Handel sind verschiedene Variationen erhältlich:

- Wegen der hohen Flexibilität hat sich ein Set von zwei leeren, unterschiedlich dicken Konenhüllen bewährt, die man öffnen und in die man Metallgewichte geben kann.

Die beiden Hüllen weisen eine unterschiedliche Dicke auf, beispielsweise 21 und 28 Millimeter. Zuerst trainieren Sie mit der dickeren Kone, später dann mit der dünneren, die leichter nach unten rutschen kann. Die Gewichte sind wie bei einer Hantel flexibel einsetzbar. So sind manche Sets mit 2 x 20-Gramm-, 1 x 10-Gramm- und 1 x 5-Gramm-Gewichten ausgerüstet, mit denen Sie ein Gewicht von 0 Gramm bis 55 Gramm in 5-Gramm-Schritten einstellen können. In diesem Beispiel würden Sie 24 unterschiedlich schwere und unterschiedlich große Vaginalkonen benutzen können.

• Nicht so flexibel sind Einzelkonen, die häufig im Set zu fünf unterschiedlich schweren, aber gleich großen Konen geliefert werden. Sie bieten im Gegensatz zu den Konenhüllen mit variierbaren Einzelgewichten nur so viele Variationsmöglichkeiten, wie Konen im Set sind.

Prinzip des Vaginalkonustrainings

Schon im Jahr 1985 wurde das Vaginalkonustraining von Plevnik entwickelt. Er ging von der Vorstellung aus, dass ein in die Scheide eingeführter Konus durch die Kontraktion des Beckenbodens unbewusst am Herausrutschen gehindert wird. Diese Kontraktion findet nahezu fortlaufend statt, weil die Kone wegen der Schwerkraft nach unten rutscht und durch die Kraft der Beckenbodenmuskulatur wieder nach oben gedrückt wird. Diese häufigen Kontraktionen führen wie bei einem bewussten Muskeltraining zur Kräftigung der beteiligten Beckenbodenmuskeln und damit häufig zu einer Minderung der Harninkontinenz.

Wie wenden Sie den Konus an?

Bei den Konenhüllen beginnen Sie mit der dickeren Hülle, ohne dass Sie ein Gewicht hineingeben. Bei den einfachen Konen fangen Sie mit der Kone an, die am wenigsten wiegt.

- Sie sollten den Konus bzw. alle Teile des Konus vor und nach dem Training mit Seifenwasser gut reinigen, mit Wasser nachspülen und gut abtrocknen.

- Insbesondere vor dem Einführen des Konus in die Scheide sollten Sie Ihre Hände sorgfältig waschen.

- Nehmen Sie nun den Konus am Ende, an dem sich der Faden befindet, auf und führen Sie ihn wie einen Tampon in die Scheide ein. Sie tun sich leichter, wenn Sie sich in stehender Position befinden und ein Bein erhöht stellen (beispielsweise auf den Toilettensitz), denn der Konus ist dicker als ein normaler Tampon.

- Vom Beckenbodentraining wissen Sie, wie Sie die Beckenbodenmuskulatur anspannen können, sodass der Konus leicht in die Scheide gleiten kann. Andernfalls probieren Sie einfach, wie weit der Konus ohne Widerstand eingeführt werden kann und ob Sie die entspannte Beckenbodenmuskulatur vorsichtig überwinden können. Wenden Sie natürlich keine Gewalt an! Wenn es nicht klappt, tauchen Sie den Konus in sauberes handwarmes Wasser und probieren Sie das Einführen von Neuem. Sie können beim Einführen mit der Beckenbodenmuskulatur „spielen", indem Sie den Druck auf diese Muskeln mit dem Konus abwechselnd verstärken und vermindern. Die Verwendung von Gleitgel ist nicht zu empfehlen, weil Sie damit die Gleitfähigkeit des Konus zwar beim Einführen deutlich verbessern, aber umgekehrt genauso das Herausrutschen erleichtern.

• Letztendlich sollte der Konus mit seinem unteren Ende (das mit dem Faden) etwa drei bis vier Zentimeter in die Scheide eingeführt sein (etwa die Hälfte Ihres Fingers) und sich damit oberhalb der Beckenbodenmuskulatur befinden.

• Gehen Sie nun etwa 15 bis 20 Minuten einer leichten Beschäftigung nach. Setzen Sie sich dabei möglichst nicht, und bleiben Sie auch nicht zu lange in einer Position stehen.

• Bereitet es Ihnen am ersten Tag des Trainings kein Problem, den ersten Konus 15 bis 20 Minuten in der Scheide zu halten, dann verwenden Sie am nächsten Tag den nächstschwereren Konus bzw. geben Sie das 5-Gramm-Gewicht in die Konushülle. So verfahren Sie weiter, bis Sie ein Gewicht verwenden, das Ihre Beckenbodenmuskeln nicht halten können. Hier beginnt Ihr eigentliches Training, denn es gilt nun, Schritt für Schritt die Beckenbodenmuskulatur zu stärken. Wenn der Konus schon nach den ersten Schritten wieder herausrutscht, gehen Sie eine Gewichtsstufe zurück und trainieren Sie mit diesem Gewicht weiter, bis Sie es ohne Probleme 20 Minuten halten können. Nun versuchen Sie es erneut mit dem schwereren Gewicht. Bewegen Sie sich zuerst vorsichtig, dann steigern Sie die Tragezeit in den nächsten Trainingseinheiten Minute für Minute.

• Können Sie ein Gewicht einige Tage 15 bis 20 Minuten halten, verwenden Sie das nächstschwerere Gewicht. Bei den Konenhüllen müssen Sie die Gewichte entsprechend variieren, um das Gewicht um 5 Gramm zu steigern. Nach unserem Beispiel oben müssten Sie für 35 Gramm ein 20-Gramm-Gewicht, ein 10-Gramm-Gewicht und ein 5-Gramm-Gewicht in die Konushülle geben.

Bitte beachten!

- Beginnen Sie immer mit dem kleinsten Gewicht und steigern Sie es kontinuierlich. Denn um eine Überlastung des Beckenbodens zu vermeiden, sollten Sie nicht mit beliebig großen Gewichten beginnen.

- Sitzen oder stehen Sie nach Möglichkeit nicht beim Tragen des Konus, sondern bleiben Sie in Bewegung. Denn Herumlaufen (ohne Anstrengung) fördert die Bewegung des Konus in der Scheide.

- Übertreiben Sie nicht! Eine zu lange Trainingszeit von über 20 Minuten bringt Ihnen keine Vorteile, sondern nur einen schmerzenden Beckenboden. Auch beim Training mit Vaginalkonen gilt: Haben Sie Geduld!

- Verwenden Sie Vaginalkonen nicht während der Menstruation, einer Schwangerschaft und bei Harnwegs- oder Genitalinfektionen.

Das Toilettentraining bei Dranginkontinenz

Wenn Sie unter einer Dranginkontinenz leiden, können Sie die Entleerungsfunktion mit einem Toilettentraining günstig beeinflussen. Obwohl „Toilettentraining" auch in der Medizin als Fachbegriff genutzt wird, wird häufig der etwas elegantere Begriff „Miktionstraining" verwendet. Ein weiterer Begriff ist das „Blasentraining" („bladder drill"), der in der Regel ebenfalls synonym angewandt wird, aber auch speziell für das „aktive" Toilettentraining Verwendung findet.

Man unterscheidet das Toilettentraining in eine aktive und eine passive Form. Denn die Form des Toilettentrainings richtet sich nach den geistigen und körperlichen Fähigkeiten des Betroffenen. Für die passive Form kommen Patienten infrage, die beispielsweise an einer Demenz oder anderen Hirnleistungsschwächen bzw. körperlichen Funktionsstörungen leiden. Sie werden von einer betreuenden Person aufgefordert, die Blase nach dem im Miktionsprotokoll, das die Betreuungsperson führt, festgelegten Rhythmus zu entleeren. Das Ziel ist, dass sich erst gar kein Harndrang entwickeln kann und so der Patient trocken bleibt. Wir werden uns hier jedoch der aktiven Form des Toilettentrainings zuwenden.

Den Blasenrhythmus dem Lebensrhythmus anpassen

Bei Harninkontinenz gibt häufig der Entleerungsrhythmus Ihrer Blase den Rhythmus Ihres Lebens vor. Ziel des Toilettentrainings ist es, dieses Missverhältnis wieder umzukehren, sodass sich der Entleerungsrhythmus Ihrer Blase wieder dem Rhythmus Ihres Lebens unterordnet. Das Toilettentraining dient zudem der Bewusstseinsbildung für einen normalen Miktionsablauf, der inzwischen verlorengegangen sein kann.

Voraussetzung für ein erfolgreiches Toilettentraining ist, dass Sie sorgfältig ein Miktionstagebuch führen. In das Miktionstagebuch (siehe hierzu auch Seite 66) tragen Sie Trinkmenge, unfreiwilligen Harnabgang und Toilettengänge während des Tages und der Nacht ein. Schon allein das bewusste Protokollieren von krankhaft veränderten Miktionsgewohnheiten bzw. Miktionszwängen beeinflusst die Blasenentleerung in vielen Fällen positiv. Das Toilettentraining sollte mindestens vier Wochen fortwährend durchgeführt werden.

Medikamente zur Unterstützung

Es kann ratsam sein, das Training von vornherein durch Medikamente zu unterstützen. Es werden zu diesem Zweck so genannte Spasmolytika (Anticholinergika) eingesetzt, die Sie sich selbstverständlich von Ihrem Arzt verschreiben lassen müssen. Das Medikament bewirkt, dass die überaktive Blase gedämpft und entkrampft und damit die Kontraktionsfähigkeit der Blasenmuskulatur gesenkt sowie das Fassungsvermögen der Blase erhöht wird. Insbesondere zu Beginn der Behandlung können Sie sich so viel besser auf das bewusste Entleeren der Blase konzentrieren. Mit der Zeit kann die Dosis in kleinen Schritten reduziert werden, bis Sie das Toilettentraining ohne medikamentöse Unterstützung durchführen können. Allerdings sollten Sie mit Ihrem Arzt sprechen, bevor Sie die Dosis des Medikaments reduzieren oder es absetzen.

Das Toilettentraining Schritt für Schritt

Sie können das Toilettentraining natürlich am besten zu Hause durchführen. Wenn Sie aber berufstätig oder unterwegs sind, ist ein wenig zusätzliche Organisation notwendig. Denn Sie sollten zu den Terminen, die Sie für den Toilettengang vorgesehen haben, auch eine freie Toilette in Reichweite haben. Das ist am Arbeitsplatz wahrscheinlich eher der Fall, als wenn Sie einen Besorgungsgang oder einen Einkaufsbummel machen.

- Ziehen Sie während der Zeit des Trainings Kleidung an, die Sie schnell für die Blasenentleerung ausziehen können, wie beispielsweise Röcke oder Hosen mit unkompliziertem Verschlusssystem. Zu Hause dürfte eine für das Toilettentraining geeignete Bekleidung kein Problem darstellen.

- Achten Sie also darauf, dass eine Toilette schnell und ohne Hindernisse erreichbar ist.

- Halten Sie Ihr Miktionstagebuch auf dem aktuellen Stand, indem Sie die Eintragungen möglichst sofort nach den Ereignissen vornehmen.

- Erstellen Sie nun einen ersten Plan, wann und wie oft Sie am Tag auf die Toilette gehen wollen. Weil Sie Ihre Blase erst einmal „erforschen" wollen, sollten Sie mit einem zweistündigen Abstand zwischen den Toilettengängen beginnen. Wenn Sie beispielsweise um 08.00 Uhr aufstehen und um 22.00 Uhr zu Bett gehen, würden Sie um 08.00, 10.00, 12.00, 14.00, 16.00, 18.00, 20.00 und 22.00 Uhr den Toilettengang einplanen.

- Wenn dies problemlos funktioniert, erhöhen Sie die Abstände um jeweils 15 Minuten, also 08.00, 10.15, 12.30, 14.45, 17.00, 19.15, 21.30 Uhr. Vor dem Zu-Bett-Gehen sollten Sie auf jeden Fall noch einmal zur Toilette gehen, auch wenn die Abstände (wie in diesem Beispiel) nicht „aufgehen".

- Das Ziel ist es, nur noch etwa alle drei bis vier Stunden auf die Toilette gehen zu müssen. Schon mit der sechsten Steigerung der Abstände um 15 Minuten wäre dies in unserem Beispiel erreicht: 08.00, 11.30, 15.00, 18.30 und vor dem Zu-Bett-Gehen um 22.00 Uhr.

- Keinesfalls sollten Sie mit der Aufnahme der Flüssigkeit „schummeln". Sie müssen täglich ungefähr zwei Liter Flüssigkeit zu sich nehmen, um Ihre Nieren gesund zu erhalten. Es wäre fatal, wenn Sie die Inkontinenz gegen eine Nierenerkrankung eintauschen würden.

- Die Flüssigkeitsaufnahme sollten Sie so über den Tag verteilen, dass Sie nach 19.00 Uhr nur noch ein Glas (etwa 0,2 Liter) eines Getränkes trinken. Beachten Sie dabei, dass insbesondere obergäriges Bier, Tee und Mineralwasser harntreibend wirken. Deshalb trinken Sie solche Getränke besser nicht nach 19.00 Uhr. Denn nachts sollten Sie nicht häufiger als zweimal aufstehen müssen.

- Wenn Sie einen Ihnen angenehmen Tagesrhythmus gefunden haben, der Toilettengänge mit einem Abstand von jeweils über drei Stunden aufweist, müssen Sie diesen Rhythmus Ihrer Blase angewöhnen. Behalten Sie diesen Rhythmus nach Möglichkeit einige Wochen genau bei, indem Sie jeden Tag zur gleichen Zeit zur Toilette gehen und Ihre Trink- und Lebensgewohnheiten nicht verändern. In der Zukunft können Sie dann experimentieren, wie Sie mit einem nicht so strikten Miktionsrhythmus zurechtkommen. Dabei hilft Ihnen vielleicht unsere nächste Übung, in der es darum geht, den Harndrang möglichst lange zu überwinden.

Den Harndrang zeitweise überwinden

Sie können die Wirkung des Toilettentrainings verstärken, wenn Sie beim Auftreten von Harndrang versuchen, den Toilettengang möglichst lang unter äußerster Konzentration und Anspannung hinauszuzögern. Am Anfang sollten Sie sich mit einer Minute begnügen. Erst wenn Ihnen das leichtfällt, können Sie auf zwei Minuten erhöhen. So werden die Abstände zwischen den ersten Anzeichen des Harndrangs und der tatsächlichen Blasenentleerung Schrittchen für Schrittchen gesteigert, bis Sie mühelos 15 bis 20 Minuten den Harn einhalten können. Machen Sie dieses Training nur dann, wenn Sie in unmittelbarer Nähe schnell eine freie Toilette erreichen können. Im Zusammenhang mit dem Toilettentraining gibt Ihnen das Wissen, dass Sie den Harn auch mal eine Zeitlang einhalten können, wenn zum Zeitpunkt des Toilettengangs nicht gleich eine freie Toilette in Reichweite ist, viel Sicherheit und neue Flexibilität.

Homöopathische Behandlung bei Inkontinenz

Verschiedene Erfahrungsberichte deuten darauf hin, dass mit einer individuell abgestimmten Konstitutionstherapie eine Harninkontinenz gelindert werden kann. Dementsprechend ist eine gesamtheitliche Anamnese bei einem auf Homöopathie spezialisierten Arzt zu empfehlen.

Neben diesem in der „klassischen" Homöopathie verfolgten Weg werden in der „klinischen" Homöopathie bei der Behandlung von Harninkontinenz folgende Mittel empfohlen:

- Causticum Hahnemanni
- Dulcamara
- Sepia
- Causticum Pentarkan® H: Es handelt sich um eine Wirkstoffzusammensetzung (Komplexmittel) aus Causticum Hahnemanni Trit. D5, Belladonna Trit. D11, Gelsemium Trit. D3 und Kalium phosphoricum Trit. D5.

Bei homöopathischen Mitteln, die Sie ohne Unterstützung eines Homöopathen ausgewählt haben, sollten Sie auf niedrige Potenzen zurückgreifen. Dies sind in der Regel die Potenzen D6 bis D12. Hinsichtlich der Dosierung lesen Sie die Packungsbeilage sorgfältig und/oder lassen sich in der Apotheke beraten.

Übergewicht und Inkontinenz – ein bewiesener Zusammenhang

Leiden Sie unter Übergewicht, so könnte Ihre Inkontinenz zumindest teilweise darauf zurückzuführen sein. Denn Übergewicht bis hin zu Adipositas (Fettleibigkeit) ist ein bekannter Risikofaktor für Inkontinenz. In einer Studie, an der von Inkontinenz betroffene Frauen mit einem Body-Mass-Index (BMI) von 25 bis 30 kg/m² (BMI = Körpergewicht in kg: Körpergröße in m²) teilnahmen, konnte ein klarer Zusammenhang zwischen Inkontinenz und Übergewicht bewiesen werden.

Um Übergewicht abzubauen, sollten Sie Ihre Ernährungs- und Trinkgewohnheiten einer kritischen Betrachtung unterziehen. Zudem wäre es angeraten zu überprüfen, ob Sie mehr körperliche Bewegung in Ihr Leben bringen könnten. Ermitteln Sie bei Ihnen einen BMI von über 30 kg/m², dann sind Sie von Adipositas betroffen und es ist angezeigt, nicht nur wegen Ihrer Inkontinenz, sondern auch wegen anderer gesundheitlicher Gefahren auf jeden Fall ärztliche Hilfe in Anspruch zu nehmen. Aber auch bei einem BMI zwischen 25 und 30 kg/m² sollten Sie sich einmal im Jahr einem umfassenden Check-up bei Ihrem Arzt unterziehen.

Körperliche Bewegung

Viele Menschen kostet es eine gewisse Überwindung, organisiert in Gruppe oder Verein Sport zu treiben. Dies wäre zwar zu empfehlen, weil damit eine Regelmäßigkeit einhergeht und der innere „Schweinehund" leichter zu überwinden ist. Aber es würde schon ausreichen bzw. ein Anfang sein, mit der körperlichen Bewegung über die normalerweise notwendigen Bewegungsabläufe in Beruf und Privatleben hinauszugehen. Wenn Sie täglich ein Beckenbodentraining absolvieren, sind

Sie bereits auf einem guten Weg. Zudem sollten Sie jede Gelegenheit nutzen, sich an der frischen Luft zu bewegen, wie beispielsweise spazieren gehen und Rad fahren. Auch regelmäßiges Schwimmen (mit Inkontinenz-Badebekleidung) ist eine ideale Beschäftigung, weil damit eine umfassende körperliche Betätigung einhergeht. Auch wenn Ihre Inkontinenz bereits behoben sein sollte, ist körperliche Bewegung notwendig, um den Therapieerfolg dauerhaft zu festigen. Je öfter und regelmäßiger Sie sich körperlich bewegen, um so mehr nehmen Sie ab bzw. nehmen nicht zu.

In der Teufelsspirale der Gewichtszunahme

Dies klingt so einfach und ist es im Prinzip auch, dass man sich wundern muss, warum insbesondere Menschen mittleren Alters sich so wenig körperlich bewegen. Der Grund ist meist nicht eine Abneigung gegen körperliche Bewegung oder Sport, sondern sie sind in einen Teufelskreis geraten: Eine langsame und kaum merkliche Gewichtszunahme hat das Körpergewicht in den Bereich des leichten Übergewichts gebracht, was auch nicht ohne negative Auswirkungen auf Kondition und Beweglichkeit geblieben ist. In diesem Stadium ist der Versuch, sich sportlich zu betätigen, oft mit Frustration verbunden, denn der Vergleich „zu früher" kann nur unbefriedigend ausfallen – und die Puste geht im wahrsten Sinn des Wortes gleich wieder aus. Nach diesem erfolglosen „Bewegungs-Intermezzo" treibt das Körpergewicht langsam neuen Höhepunkten zu, und eine neue, bisher nie erreichte Schallgrenze auf der Waage wird durchbrochen. Der Schock lässt neue sportliche Pläne entstehen, die aber auch neuerlich zum Scheitern verurteilt sind, weil Bewegungsfähigkeit und Kondition nur noch unter zähester Disziplin und mit sehr viel Anstrengung wiederhergestellt werden können – eine Vorstellung, die viele sofort wieder zurück in den Sessel treibt. Um nun nicht völlig außer Form (und Gesundheit) zu kommen, hilft nur noch die Notbremse über die Änderung der Ernährungs- und Trinkgewohnheiten.

Nur Sport treiben, der Spaß macht

Wir haben bereits erwähnt, dass eine leichte zusätzliche körperliche Betätigung zunächst ausreicht und als Anfang anzustreben ist. Trotzdem sollten Sie ins Auge fassen, mit einer Sportart zu beginnen, die Ihnen Spaß macht. Probieren Sie ruhig einige aus, bevor sie sich längerfristig an eine binden. Denn Sport treibt man dann oft und regelmäßig, wenn es einem Vergnügen bereitet. Versuchen Sie immer, Ihre Leistung so zu dosieren, dass Sie zwar im oberen Bereich ihrer konditionellen Fähigkeit Sport treiben, diese aber möglichst nicht überschreiten. Beginnen Sie eine Sportart nie ohne eine Betreuerin oder einen Betreuer, die Sie sowohl fachlich als auch in gesundheitlicher Hinsicht beraten können. Ihre Inkontinenz verlangt zudem, dass Sie sich eine Sportart aussuchen, bei der ein unwillkürlicher Harnabgang nicht begünstigt wird. Ihr Physiotherapeut, den Sie wegen des Beckenbodentrainings ohnehin aufsuchen, wird Ihnen einen guten Rat geben können.

Körperliche Bewegung und Sport im Alter?

Je älter Sie sind, desto mehr gilt der Grundsatz: Der Beginn jeder Art von Sport muss mit dem Arzt abgesprochen werden! Gibt er Ihnen „grünes Licht", dann spricht nichts gegen körperliche Bewegung auch im Alter. Wenn Sie schon Ihr ganzes Leben Sport getrieben haben, dann haben Sie sicher auch gespürt, dass die Leistungsfähigkeit mit dem Älterwerden Schritt für Schritt nachlässt, und darauf haben Sie sich auch eingestellt. Wenn Sie aber neu anfangen, dann sollten Sie ganz vorsichtig erkunden, welche Leistung Sie problemlos erbringen können. Bitte bedenken Sie: Falscher Ehrgeiz kann tödlich sein! Treten beim Sport körperliche Beschwerden auf, dann sprechen Sie mit Ihrem Arzt darüber! Auch scheinbar leichte Wanderungen sollten Sie nicht auf die leichte Schulter nehmen, denn auch daran müssen Sie sich erst wieder gewöhnen. Ideale Möglichkeiten der sportlichen Betätigung für Senioren sind Wandern und zügiges Spazierengehen auf ebenen Wegen sowie Schwimmen in gemäßigtem Tempo und mit Inkontinenz-Badebekleidung.

Gewichtsreduzierung mit einer vollwertigen Ernährung

Neben körperlicher Bewegung ist eine gesunde und ausgewogene Ernährung der zweite Pfeiler für eine nachhaltige Gewichtsreduzierung. Dabei nützt es nichts, einfach weniger zu essen, sondern Sie müssen einen Plan aufstellen, wie Ihre Ernährung hinsichtlich der Menge und der Zusammenstellung in der Zukunft aussehen soll. Denn Sie sollten trotz der Reduzierung der Menge gleichzeitig alle für unseren Organismus notwendigen Nährstoffe in ausreichender Menge, im richtigen Verhältnis und in der richtigen Form zu sich nehmen.

Die allgemeinen Ernährungsrichtlinien

Wie eine solche Ernährung aussehen könnte, stellen wir Ihnen in Anlehnung an die „10 goldenen Ernährungsregeln" der Deutschen Gesellschaft für Ernährung (DGE) vor:

1. Vielseitig – aber nicht zu viel!

Abwechslungsreiches Essen schmeckt und ist vollwertig. Je vielfältiger Sie Ihre Speisen zusammenstellen, desto mehr lebensnotwendige Nährstoffe erhalten Sie und desto weniger werden Sie durch unerwünschte Stoffe in der Nahrung belastet. Und was die Nahrungsmenge bzw. die Joule oder Kalorien betrifft: Essen Sie gerade so viel, dass Sie kein Über- oder Untergewicht bekommen.

2. Weniger Fett und weniger fettreiche Lebensmittel

Denn zu viel Fett macht fett. Fett liefert doppelt so viele Joule bzw. Kalorien wie die gleiche Menge an Kohlenhydraten oder Eiweiß. Übergewicht und viele Krankheiten können die Folge sein. Essen Sie weniger Streichfette und bevorzugen Sie fettarme Zubereitungsarten. Achten Sie nicht nur auf sichtbare Fette, sondern insbesondere auch auf die „versteckten" Fette.

3. Würzig, aber nicht salzig

Kräuter und Gewürze unterstreichen den Eigengeschmack der Speisen. Zu viel Salz übertönt hingegen viele Geschmackseindrücke und kann zur Entstehung von Bluthochdruck beitragen. Bevorzugen Sie deshalb Kräuter und Gewürze. Wo Sie auf Salz nicht verzichten können, verwenden Sie Jodsalz, um dem weit verbreiteten Jodmangel vorzubeugen.

4. Wenig Süßes

Zu süß kann schädlich sein! Zucker und Süßigkeiten können Karies verursachen und zur Entstehung von Übergewicht beitragen. Ferner werden bei hohem Zuckerkonsum nährstoff- und ballaststoffreiche Lebensmittel vom Speisezettel verdrängt. Genießen Sie Süßes zwar ohne Reue, aber nur selten und in kleinen Mengen.

5. Mehr Vollkornprodukte

Vollkornprodukte, z.B. Vollkornbrot, Naturreis, Getreidegerichte, Vollkornnudeln, Haferflocken und Müsli, enthalten günstige Kohlenhydrate. Neben den für die Verdauung wichtigen Ballaststoffen liefern sie zusätzlich Vitamine, Mineralstoffe und Spurenelemente.

6. Reichlich Gemüse, Kartoffeln und Obst

Diese Lebensmittel gehören in den Mittelpunkt Ihrer Ernährung. Essen Sie täglich Frischkost in Form von frischem Obst, Rohkost und Salaten, aber auch Gemüse und Kartoffeln. Wählen Sie auch öfter Hülsenfrüchte. Mit ihnen erhalten Sie Vitamine, Mineralstoffe, Spurenelemente und Ballaststoffe.

7. Weniger tierisches Eiweiß

Pflanzliches Eiweiß ist so wichtig wie tierisches Eiweiß. Pflanzliches Eiweiß in Kartoffeln, Hülsenfrüchten und Getreide ist günstig für eine vollwertige Ernährung. Auch Milch, fettarme Milchprodukte und vor allem Fisch sind wertvolle Eiweißlieferanten. Ernährungswissenschaftler empfehlen, andere tierische Eiweißlieferanten wie Fleisch, Wurst und Eier seltener zu essen, denn sie liefern relativ viel Fett, Cholesterin und Purine. Essen Sie stattdessen häufiger Fisch und fleischlose Speisen!

8. Trinken mit Verstand

Ihr Körper braucht eineinhalb bis zwei Liter Wasser pro Tag. Löschen Sie Ihren Durst mit Wasser bzw. Mineralwasser, Gemüsesäften, ungesüßtem Früchtetee und verdünnten Obstsäften, in Maßen auch mit ungesüßtem schwarzem Tee oder Kaffee. Dagegen benötigt Ihr Körper nicht einen Tropfen Alkohol. In größeren Mengen schadet Alkohol Ihrer Figur und Ihrer Leber und macht abhängig. Trinken Sie alkoholische Getränke daher allenfalls zum gelegentlichen Genuss, aber nicht als alltäglichen Durstlöscher.

9. Öfters kleine Mahlzeiten

Das bringt Sie in Schwung und mindert Leistungstiefs. Essen Sie anstatt der üblichen drei Hauptmahlzeiten besser fünf kleinere Mahlzeiten. Große Mahlzeiten belasten die Verdauungsorgane und machen müde.

10. Schmackhaft und nährstoffschonend zubereitet

Garen Sie kurz mit wenig Wasser und Fett. Durch zu lange Lagerung, falsche Vorbereitung, zu langes Kochen, Wiederaufwärmen und durch die Verwendung von zu viel Wasser beim Garen werden viele lebensnotwendige Nährstoffe zerstört und das Lebensmittel wird ausgelaugt. Garen Sie deshalb so kurz wie möglich und verwenden Sie dazu wenig Wasser oder Fett. So bleiben die Nährstoffe und der Eigengeschmack der Speisen erhalten.

Der Weg zur vollwertigen Ernährung

Wenn Sie die Umstellung auf eine vollwertige Ernährung „von heute auf morgen" schaffen, dann ist das beneidenswert und verdient uneingeschränkte Bewunderung. Aber leider sind die Ess- und Trinkgewohnheiten meistens tief verwurzelt und es bedarf großer Disziplin und Motivation, sie zu verändern. Aber viele positive Beispiele zeigen, dass es durchaus möglich ist, vor allem wenn die Besserung gesundheitlicher Probleme damit möglich ist. Erwähnt sei aber, dass jede Gewichtsreduzierung in größerem Ausmaß einer regelmäßigen ärztlichen Kontrolle bedarf.

Blitz-, Crash- und Kurzzeitdiäten sind nicht zu empfehlen

Nur langfristig angelegte Ernährungsprogramme, deren Ergebnis auch dauerhaft gehalten werden kann, sind als sinnvoll zu erachten. Denn über eine Gewichtsreduzierung Ihre Inkontinenz in den Griff zu bekommen, erfordert ein langfristig geringeres Körpergewicht. Dagegen erzielen Sie mit extremen Kurzzeitdiäten, die beispielsweise mit dem Spruch „10 Kilogramm in 2 Wochen" beworben werden, zwar häufig ein verblüffend positives Ergebnis in kurzer Zeit, das Sie aber langfristig nicht halten können – und schon bald haben Sie wieder Ihr altes Gewicht. Denn leider beruht eine solch schnelle Gewichtsabnahme in der Regel auf Wasserverlusten und weniger auf dem Abbau von Muskeleiweiß und Fettgewebe. Zudem basieren derartige Abnehmkuren auf einer extremen Veränderung der Essgewohnheiten, die einer „Hungerkur" gleichkommen und deshalb häufig nur kurzfristig eingehalten werden können. Denn der Körper begreift die kurze Zeit der geringen Nahrungsaufnahme als Notsituation, in der er auf die Fettreserven zurückgreift. Wird die Diät beendet und die Nahrungsaufnahme normalisiert, entwickelt der Körper Heißhungergefühle, die zu den gefürchteten „Fressattacken" führen. Das Gewicht steigt rasch wieder an, sodass Sie bald in Versuchung geraten, wieder eine Kurzzeitdiät zu beginnen. Greift auch dieser neuerliche Versuch nicht, so laufen Sie Gefahr, irgendwann zu resignieren und die notwendige Motivation für eine Gewichtsreduzierung zu verlieren. Dieses Auf und Ab des Körpergewichts beim Einsatz von Kurzzeitdiäten wird auch als Yo-Yo-Effekt bezeichnet.

Schrittweise verringerte Nahrungsaufnahme

Wenn Sie nicht ein überdurchschnittlich disziplinierter Mensch sind, der den Erfolg einer Kurzzeitdiät eisern halten kann, indem er beim gewünschten Körpergewicht einfach seine Ess- und Trinkgewohnheiten so ändert, dass er nicht mehr zunimmt und zudem noch auf ein ausreichendes Maß an körperlicher Bewegung achtet, sollten Sie auf eine schrittweise Gewichtsreduzierung hinarbeiten. Dazu müssen Sie einen Ernährungsplan aufstellen und von Anfang an das Programm mit körperlicher bzw. sportlicher Betätigung begleiten. Dieser Plan kann ganz einfach so aussehen, dass Sie Woche für Woche die Nahrungsmenge etwas reduzieren, dabei das Augenmerk auf die fettreichen Speisen richten. Denn die Reduzierung darf nicht auf Kosten von Vitaminen und lebenswichtigen Nährstoffen gehen. Gegebenenfalls sollten Sie auch den Alkoholkonsum schrittweise einschränken. Besser wäre es aber, eine professionelle Ernährungsberatung in Anspruch zu nehmen. Ihr Hausarzt bzw. Internist kann Ihnen hierzu sicherlich wertvolle Tipps geben.

Ärztlich kontrollierte „Abnehm"-Kuren

Sehr effektiv sind Kuren, in deren Verlauf Sie eine deutliche Gewichtsreduzierung unter ärztlicher Kontrolle erreichen können. Meistens konzentrieren sich die Maßnahmen solcher Kuren nicht allein auf das Abnehmen, sondern weisen zusätzlich bestimmte therapeutische Zielsetzungen auf. Diese Kuren werden häufig auch als Heilfasten bezeichnet. Sie können Sie sowohl in einer spezialisierten Kurklinik als auch zu Hause nach einem genauen Fastenplan durchführen. Nehmen Sie gegebenenfalls wegen einer (Teil-)Erstattung der Kosten mit Ihrer Krankenkasse oder Krankenversicherung Kontakt auf. Neben der Fastenkur nach Buchinger und der Schroth-Kur ist eine der bekanntesten Heilfastenkuren die F.-X.-Mayr-Kur, die auf einen gesunden Darm als Grundlage für einen gesunden Organismus zielt. Sie wird von zahlreichen speziellen Kurkliniken unter ärztlicher Leitung u. a. zur Behandlung von Übergewicht, Verdauungsstörungen und Herz-Kreislauf-Beschwerden in Deutschland, der Schweiz und Österreich angeboten. Es ist sicherlich für die Motivation zuträglich, eine solche Kur im Kreise von Gleichgesinnten in einer Kurklinik durchzuführen, aber sie kann nach genauen Anweisungen auch zu Hause absolviert werden. Dabei wird der Darm

durch eine milde Ableitungskur und eine tägliche Darmrei-
nigung mittels Bittersalzlösungen und Basenpulver umfassend entgiftet und gereinigt. So wird nicht nur der Verdau-
ungsapparat entlastet, sondern es kommt auch zu einer tief
greifenden Umstellung des Stoffwechsels. Unterstützt wird die
Darmsanierungskur durch physiotherapeutische Maßnahmen
wie spezielle Bauchmassagen, medizinische Bäder und Gym-
nastikprogramme, und auch auf feste Ruhezeiten wird Wert
gelegt. Sprechen Sie ruhig das physiotherapeutische Personal
auf Ihr Inkontinenzproblem an – möglicherweise kann man
das Programm mit einem Beckenbodentraining kombinieren.
Die erste Stufe besteht aus einem Tee-Wasser-Fasten, danach
folgt die eigentliche „Milch-Semmel-Diät", bei der man drei
bis vier Tage lang zweimal täglich je eine altbackene Kursem-
mel mit etwa 100 Millilitern Milch isst. Wichtig ist, dass die
Bissen gründlich gekaut werden. Zwischen den Mahlzeiten
werden pro Tag bis zu vier Liter Kräutertee und stilles Mineralwasser getrunken. Nach Abschluss der Semmeltage geht
man schrittweise auf eine leicht verdauliche, vollwertige Ernährung über.

Zu den Autoren

Prof. Dr. med. Stefan Corvin,

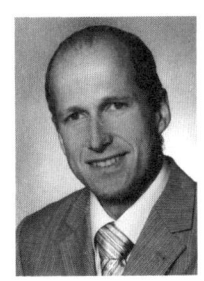

geboren 1966 in Wasserburg a. Inn, ist Facharzt für Urologie. Nach seinem Studium an der Ludwig-Maximilians-Universität München arbeitete er u. a. an den Kliniken der Universitäten in Innsbruck, München und Tübingen, wo er als Leitender Oberarzt tätig war. 2004 habilitierte er sich und leitete ab 2006 als Chefarzt die Urologische Klinik am Klinikum St. Elisabeth in Straubing.

Dr. med. Hauke Hammerl,

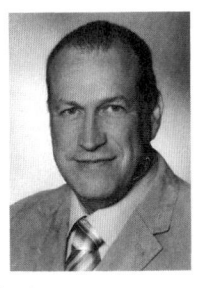

geboren 1960 in Reischach/Oberbayern, ist ebenfalls Facharzt für Urologie. Er studierte in Perugia, Düsseldorf und Berlin Medizin. Seit 1998 ist er als niedergelassener Facharzt für Urologie in eigener Praxis in Eggenfelden tätig, gleichzeitig ist er Belegarzt am Kreiskrankenhaus Pfarrkirchen/Niederbayern.

Beide Autoren führen zusammen mit zwei weiteren Kollegen das Fachzentrum für Urologie in Eggenfelden. Eines ihrer Spezialgebiete ist die Inkontinenz-Therapie.

Diskussionsforum zum Buch:
www.mankau-verlag.de

Audio-CD – Übungen im Überblick

Track	Titel	Dauer (Min.)
01	Einleitung	1:42
02	*Übung 1:* Die tägliche Wahrnehmungsübung	3:15
03	*Übung 2:* Richtiges Atmen	5:49
04	*Übung 3:* Die Umkehr der Druckverhältnisse	6:16
05	*Übung 4:* Den Beckenboden anspannen ...	5:31
06	*Übung 5:* ... und entspannen	4:17
07	*Übung 6:* Atmen gegen den Boden	6:56
08	*Übung 7:* Becken- und Beinbewegungen koordinieren	3:41
09	*Übung 8:* Für die Stärkung der Bauchmuskeln	2:28
10	*Übung 9:* Alle Muskeln im Beckenbereich gemeinsam trainieren	3:22
11	*Übung 10:* Im Reitersitz den Beckenboden kräftigen	6:19
12	*Beckenbodentraining für Eilige:* Einleitung	1:30
13	*... für Eilige – Übung 1 (11):* Wahrnehmung und Anspannung	4:14
14	*... für Eilige – Übung 2 (12):* Beckenboden- und Bauchmuskulatur zusammen trainieren	5:31
15	*... für Eilige – Übung 3 (13):* Übung für den Alltag – richtig heben	4:28

Sprecherin: Verena Rendtorff
Tontechnik: Christian Gschneidner
Produktion: Q-7-Studio / Rosewood Music

Die Musik-Unterlegung ist GEMA-frei.

Literaturliste

F. Perabo/ S. C. Müller: Inkontinenz – Fragen und Antworten, 2009, Deutscher Ärzte Verlag Köln

R. Hofmann/ U. Wagner: Inkontinenz- und Deszensuschirurgie der Frau, 2008, Springer Berlin

R. Tanzberger/ A. Kuhn/ G. Möbs: Der Beckenboden – Funktion, Anpassung und Therapie, Das Tanzberger-Konzept, 2004, Urban & Fischer Verlag München

Internetadressen

www.mankau-verlag.de
Diskussionsforum zum Buch „Volkskrankheit Harninkontinenz" bzw. zum Thema Harninkontinenz mit Prof. Dr. Stefan Corvin.

www.kontinenz-gesellschaft.de
Die Deutsche Kontinenz Gesellschaft hat sich die Förderung von Maßnahmen zur Prävention, Diagnostik, Behandlung und Versorgung der Harn- und Stuhlinkontinenz zum Ziel gesetzt. Ihre Internetseite bietet u. a. Informationsmaterial, Listen ärztlicher Beratungsstellen und eine Übersicht über Selbsthilfegruppen.

www.inkontinenz-selbsthilfe.com
Die Inkontinenz Selbsthilfe e. V. ist ein Selbsthilfe-Verein, für den neben Aufklärung und Information vor allem der gegenseitige Erfahrungsaustausch im Vordergrund steht.

www.selbsthilfeverband-inkontinenz.org
Der Selbsthilfeverband Inkontinenz e.V. unterstützt Selbsthilfegruppen vor Ort in ihrer Arbeit. Mit Foren und Chat-Möglichkeit.

www.urologenportal.de/harninkontinenz.html
Internetportal des Berufsverbands der Deutschen Urologen e.V. und der Deutschen Gesellschaft für Urologie e.V.

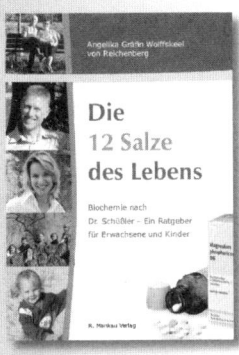

Angelika Gräfin Wolffskeel von Reichenberg

Die 12 Salze des Lebens

Biochemie nach Dr. Schüßler –
Ein Ratgeber für Erwachsene und Kinder

ISBN 978-3-9809565-3-6

Bestrezensierter und mehrfach aufgelegter Schüßlersalze-Ratgeber. Mit umfangreichem Krankheitsregister!

„Ein Helfer in allen Lebenslagen (...)." (Für Sie)

„Das vorliegende Buch sticht wohltuend aus der Masse dieser Bücher heraus (...)." (Hans Heinrich Jörgensen, 1. Vizepräsident des Biochemischen Bundes Deutschlands e. V.)

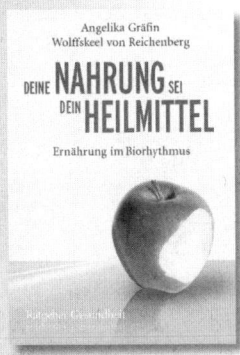

Angelika Gräfin Wolffskeel von Reichenberg

Deine Nahrung sei dein Heilmittel

Ernährung im Biorhythmus

Ratgeber Gesundheit

ISBN 978-3-938396-03-2

„(...) in diesem Buch findet jeder etwas Nützliches, last not least auch einige Küchenrezepte für den Alltag." (Naturarzt)

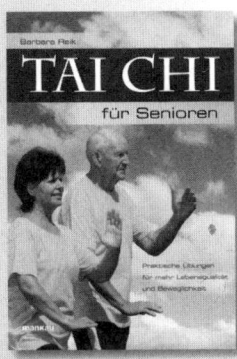

Barbara Reik

Tai Chi für Senioren

Praktische Übungen für mehr Lebensqualität und Beweglichkeit

ISBN 978-3-938396-25-4

„Alles verständlich erklärt und gut bebildert." (Hörzu)

„Gleichgewichts- und Blutdruckprobleme, Arthrose und Altersdiabetes werden in Lebensfreude und Gelassenheit transformiert." (Lebens(t)räume)

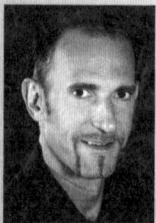
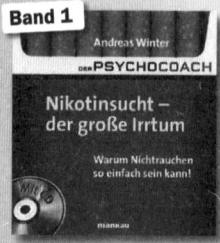
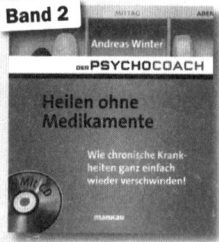
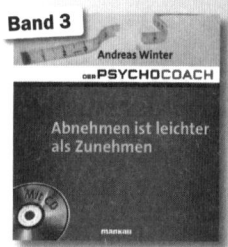
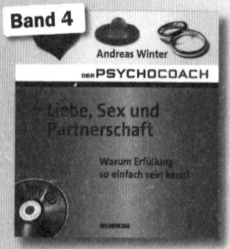
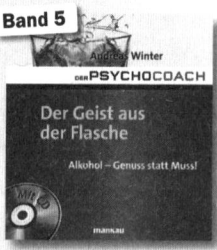
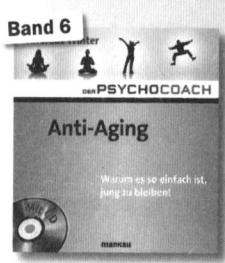
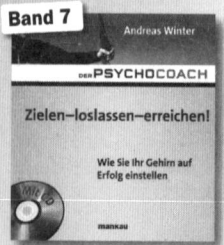